떠먹여주는 치과 약처방 족보

약처방이
어렵게 느껴질 때

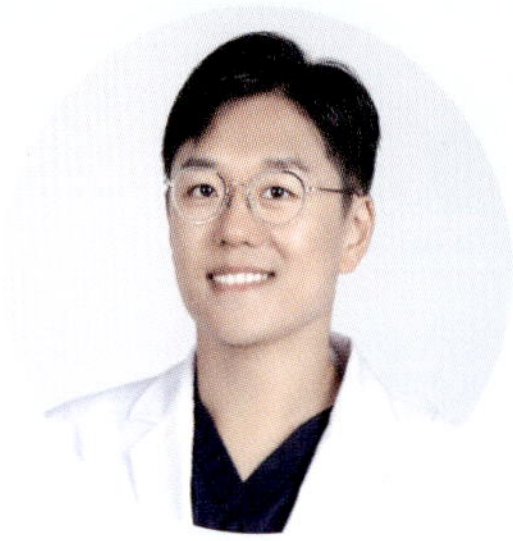

김일형

약사 / 구강악안면외과 전문의 / 통합치의학과 전문의

약력

조선대학교 약학과 및 치의학전문대학원 졸업
서울대학교치과병원 수련
분당서울대병원 구강악안면외과 전임의
대한구강악안면외과학회, 대한악안면성형재건외과학회 이사 역임
대한군진의학회지, 대한구강악안면외과학회지,
대한치과이식임플란트학회지, BMC Oral Health 논문 심사위원
2022, 2023 미국 치과의사(주한미군) 보수교육 강사
2021, 2022, 2023 서울대학교 치과대학 전공선택과목 '군진치의학' 강사
前 국군수도치과병원 구강악안면외과 전속지도 전문의

논문 및 저서

"Associations between mandibular torus and types of temporomandibular disorders, and the clinical usefulness of temporary splint for checking bruxism" 외 논문 20편(SCI급 12편)
Tough Cases 1: 신경손상(치과진료 후 발생하는 골치 아픈 증례들) 공저
Tough Cases 2: 구강안면통증(치과진료 후 발생하는 골치 아픈 증례들) 공저

떠먹여주는 치과 약처방 족보

약처방이 어렵게 느껴질 때

김일형 (약사 · 구강악안면외과 전문의)
이꽃님 (치과약리학 박사 · 소아치과 전문의)

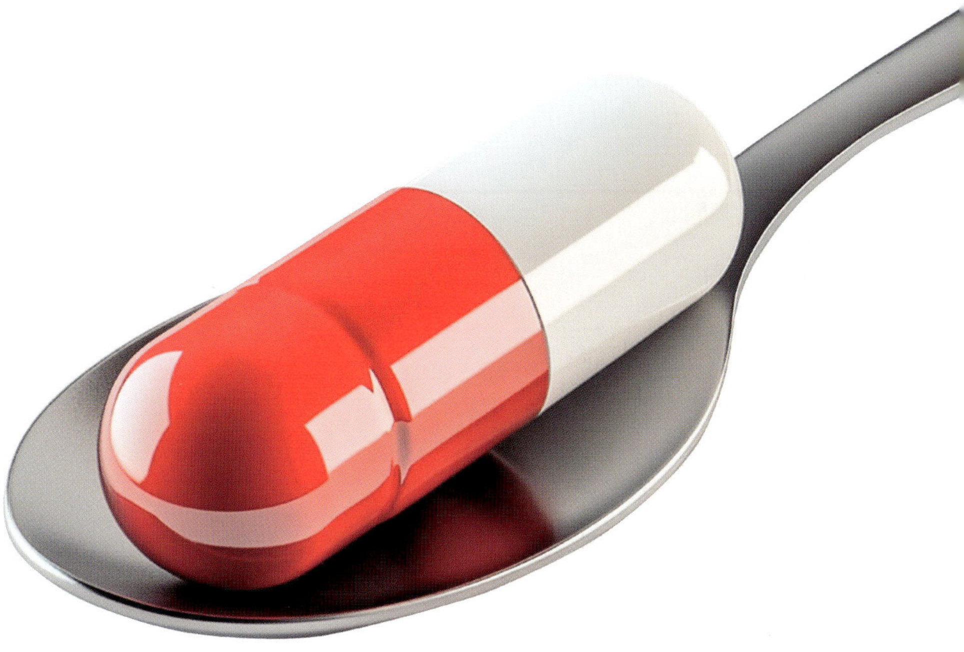

진료실에서 바로 써먹는 실전 약처방 매뉴얼

KOONJA

떠먹여주는
치과 약처방 족보

첫째판 1쇄 인쇄 2024년 12월 23일
첫째판 1쇄 발행 2025년 01월 13일
첫째판 2쇄 발행 2025년 04월 30일

지 은 이 김일형, 이꽃님
발 행 인 장주연
출판기획 한수인
책임편집 김민수
디 자 인 신지원
일러스트 김제도
발 행 처 군자출판사(주)
등록 제4-139호(1991. 6. 24)
(10881) **파주출판단지** 경기도 파주시 회동길 338(서패동 474-1)
전화 (031) 943-1888 팩스 (031) 943-0209
www.koonja.co.kr

ISBN 979-11-7068-688-0
정가 80,000원

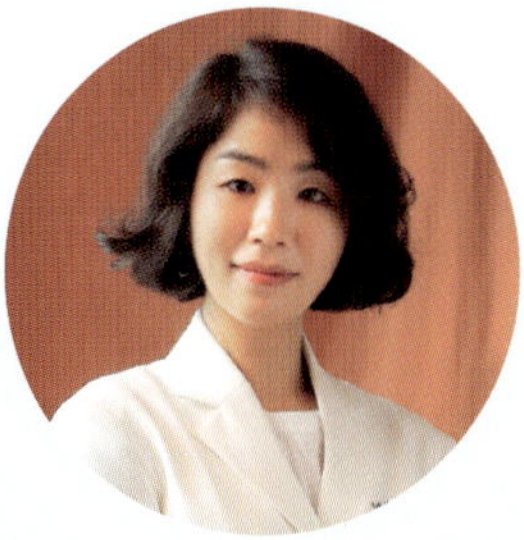

이꽃님

치과약리학 박사 / 소아치과 전문의 / 통합치의학과 전문의

약력

서울대학교 졸업
전남대학교 치의학전문대학원 졸업(DDS-ph.D)
이화여자대학교 의과대학 부속 목동병원 수련
現 아이편한 소아치과의원 대표원장

논문 및 저서

"Orphan nuclear receptor chicken ovalbumin upstream promoter-transcription factor II (COUP-TFII) protein negatively regulates bone morphogenetic protein 2-induced osteoblast differentiation through suppressing runt-related gene 2 (Runx2) activity" 외
논문 10편(SCI급 8편)
"소아치과에 가면" 저

시작하기에 앞서 드리는 말씀

이 책에서는 치과의원급 의료기관에서 사용 가능한 약물들을 다루고자 정맥으로 투여하는 약물은 제외하였습니다. 예시로 제시한 약물의 상품명은 오리지널 의약품을 우선적으로 기재하였고, 제네릭 의약품의 명칭은 다빈도 사용 약물 중에서 임의로 기재한 것으로, 특정 제약회사의 약물을 추천하는 것이 아님을 밝힙니다. 상병명 및 코드는 '제8차 한국표준질병사인분류표'를 기준으로 합니다.

저희 부부는 조금은 독특한 이력 때문인지 주변 치과의사 동료들로부터 특정 상황에서 어떠한 약물을 처방해야 하는지에 대한 질문을 많이 받곤 합니다. 답변을 하며 느꼈던 점은 많은 치과의사들이 늘 처방하는 약물이 아닌 생소한 약물을 사용해야 할 때, 또는 전신질환자나, 어린이, 임신부 및 수유부와 같이 익숙지 않은 환자에게 약물을 처방해야 할 때 처방이 어렵다고 생각하신다는 것이었습니다. 사실 개원가 환경에서 약물처방에 대해 충분한 시간을 두고 고민하거나, 가끔 필요한 약물 요법을 기억해 두는 것은 현실적으로 매우 어려울 것이라는 생각이 듭니다. 약물에 대한 이론적 지식은 충분함에도 불구하고, 약 성분명은 떠오를 듯 말 듯 하고, 처방 용량이나 주의사항, 적절한 상병명까지 떠올리고자 하면 이내 머릿속이 뒤죽박죽이 되어 버릴 것입니다.

그래서 저희 부부는 개원가에 계신 원장님들, 그리고 언젠가 개원을 하실 선생님들께 약에 대한 스트레스를 조금이라도 덜어드리고자 이 책을 집필하게 되었습니다. 약물의 약리작용이나 작용기전에 대한 서적은 이미 충분히 많습니다. 그러나 저희는 개원가에서 약처방에 대한 궁금증이 생겼을 때, 최대한 빠르게 실전 적용이 가능한 책을 만들고 싶었습니다.

이 책에는 다양한 상황에 따라 적절한 약물을 선택하는 방법과 추천 용법 그리고 참고할 만한 상병코드 등이 포함되어 있습니다. 또한, 치과의원급에서 처방 가능한 약물에 대한 상세한 정보를 종합하여 '치과 약전'을 작성해 수록하였습니다. 아울러 대학병원과 군병원, 군외상센터에서 다양한 환자를 진료하며 축적한 여러 약물을 활용한 치료 경험을 이 책에 담았으며, 특히 대학병원과 개원가에서 소아 환자를 집중적으로 치료하며 쌓은 소아 환자 약물처방의 노하우도 상세히 정리하였습니다.

이 책이 많은 치과의사 선생님들께 실질적인 도움이 되기를 진심으로 바랍니다.

저희가 치과계의 전문인으로 성장할 수 있도록 이끌어 주신 수많은 스승님들의 가르침과 은혜에 깊은 존경과 감사의 말씀을 올립니다. 또한, 책이 출판될 수 있게 도와주신 군자출판사의 한수인 팀장님과 김민수 대리님, 그리고 편집, 디자인, 일러스트를 담당해 주신 신지원 과장님을 비롯한 모든 분들께 진심으로 감사드립니다. 아울러 전신질환과 관련하여 여러 약물에 대한 고민사항을 해결해 준 소중한 친구이자 의학박사, 내과 전문의인 영남내과 이지우 대표원장님께도 특별한 감사의 마음을 전합니다.

2024년 12월

저자 **김일형, 이꽃님**

저자이신 김일형 선생님과 국군수도치과병원에서 군의관으로 함께 근무했던 시절이 떠오릅니다. 당시 저는 수많은 외래, 수술, 응급 환자들을 돌보며 턱관절장애, 임플란트, 정량광형광기법을 활용한 치과치료, 악안면외상, 사랑니 발치 등을 주제로 연구하고 있었습니다. 소령이였던 김 선생님의 적극적인 지원 덕분에 연구와 진료 모두 보람차게 할 수 있었습니다. 김 선생님과의 학문적 교류는 제가 그의 첫 SCI 논문을 지도하면서 시작되었습니다.

김 선생님은 약사, 치과의사, 구강악안면외과 전문의, 그리고 군의학 전문가로서 약학과 치의학 전반에 걸쳐 깊은 전문성을 갖춘 학자이자 뛰어난 임상의입니다. 이번에 출간된 그의 책은 약사로서의 식견과 풍부한 현장 경험을 바탕으로, 치과진료 일선에서 동료 임상가들이 약물처방 과정에서 겪는 어려움을 해결하고자 한 오랜 고민과 노력이 담긴 값진 결실이라 할 수 있습니다.

치과치료는 외과적 접근에 치우치기 쉽지만, 최적의 치료 결과를 위해 효과적인 약물처방은 필수적입니다. 특히 고령화와 의학 발전의 고도화로 전신질환자와 다약제 복용 환자가 증가하면서, 약물 간 상호작용을 고려한 처방의 중요성이 더욱 커지고 있습니다. 이러한 현실에서 김 선생님의 책은 치과의사들에게 필요한 실질적인 지식과 지침을 제공하며, 임상 현장에서 큰 도움을 줄 것입니다.

이 책은 치과에서 자주 사용하는 약물을 명료하게 설명하고, 상황별 처방 레시피를 직관적으로 제시해 복잡한 약물 선택 과정을 보다 쉽게 이해하고 실무에 적용할 수 있게 구성되었습니다. 특히, 후반부에는 치과 약처방 세트와 약전, 부작용에 대한 처치를 다룬 부록을 실어 임상적 실용성을 극대화한 점이 돋보입니다. 초심자부터 숙련된 치과의사까지 모두에게 유익한 내용을 담고 있는 이 책은 진료실에서 즉시 활용할 수 있는 소중한 지침서가 될 것입니다.

김 선생님의 책 출간을 진심으로 축하드리며, 이 책이 많은 임상가들에게 큰 영감을 주고, 치과치료의 새로운 가능성을 열어주기를 기대합니다.

2024년 12월

구정귀(분당서울대학교병원 교수)

진료실에서 수많은 환자를 만나다 보면 진료란 환자 한 명 한 명에 대한 문제를 파악하고 해결해 나가는 과정이라는 생각을 하게 됩니다. 환자마다 각각의 진단을 내려야 하고, 사용해야 하는 약물의 종류와 용법도 달라지기 때문에 어떤 약물을 어떻게 사용할지에 대한 고민이 진료의 많은 부분을 차지합니다. 따라서 여러 가지 다양한 상황에서 적절한 약물 사용에 대한 지침서가 필요한 경우가 많습니다.

이 책에는 다양한 임상적 상황에서 사용하는 약물의 약리학적 특성뿐만 아니라 용법, 사용 기간 등이 제시되어 있어 약물처방에 명쾌한 기준을 제공합니다. 또한, 약물과 관련된 생리학적 개념에 대한 설명은 환자에게 어려운 전문 지식을 쉽게 전달해야 하는 진료 현장에서 유용하게 활용될 수 있을 뿐만 아니라 치과 대학생들의 전공 공부에도 큰 도움이 될 것입니다.

저자인 김일형 원장님은 국내에 몇 안 되는 약사 면허를 소지한 치과의사이자 구강악안면외과 전문의로서 외래 진료뿐 아니라 수많은 외과수술을 집도해 온 풍부한 임상 경험을 갖고 계십니다. 따라서 이 책에는 약학, 치의학, 구강악안면외과학에 대한 기초 학문적 지식과 더불어 외래 및 수술실에서 겪은 저자의 임상적인 경험이 고스란히 녹아 있습니다. 환자의 문제를 진단하고 치료하는 과정에서 필요한 학문적인 지식을 제공하는 동시에 치의학적인 전문 지식을 알기 쉽게 풀어내어 치과의사뿐만 아니라 치과 대학생들도 충분히 활용할 수 있도록 구성되었습니다. 특히 실제 약물을 처방할 때 의문을 가졌던 부분에 대해서도 Q&A 형식으로 명쾌한 해답이 제시되어 있어 진료 현장에서 분명히 유용하게 쓰일 것이라고 생각합니다.

오랜 세월 동안 친구로서, 또한 동료로서 바라본 김일형 원장님의 모습은 전문적인 지식을 어떻게 하면 환자를 위해 활용할 수 있을지 항상 고민하고 공부하는 의료인이었습니다. 이 책에는 그러한 김일형 원장님의 깊은 사유와 노력의 결실이 오롯이 담겨 있다고 확신합니다.

2024년 12월
이지우(내과전문의, 의학박사)

떠먹여주는 치과약처방 족보

Smart Q&A

본문에서 언급하기 애매하거나, 간략하게 언급된 내용들 중 많은 분들이 궁금해하실 만한 내용만을 따로 골라 담았습니다.

Q1. 약물처방과 관련된 용량, 용법, 약어 중 어떤 것을 사용할까요?

A. 굉장히 많은 투약용 약어가 있으나, 가장 많이 사용되는 아래 목록 정도만 기억하시면 됩니다.

qd = 1일 1회 투여	ac = 식전
bid = 1일 2회 투여	pc = 식후
tid = 1일 3회 투여	hs = 취침 전 투여
qid = 1일 4회 투여	q12h = 매 12시간마다 투여
qod = 2일 1회(격일투여)	PRN = 필요시마다 투여

Q2. 서방정은 일반 약과 비교하여 무엇이 다른가요?

A. 서방정은 겉면에 특수한 막을 코팅함으로써 일반 제형에 비해 약물이 장시간에 걸쳐 서서히 방출되도록 한 제형입니다. 상품명에 SR, ER, CR, XL, DR, GR 등의 영문 약어가 붙어있으며, 대개 분할 복용을 해서는 안 됩니다.

장점은 약물이 치료 농도에 도달 후 지속시간이 길다는 점, 복용 횟수를 줄일 수 있다는 점, 부작용 위험이 감소한다는 점 등이 있습니다. 단점은 서방정은 일반 약물에 비해 약물 용량이 크기 때문에, 약물의 용량이나 복용 횟수를 철저히 조절해야 하며, 씹어먹으면 한꺼번에 전체량이 방출될 위험이 있으므로 주의해야 합니다. 성인만 처방 가능하며, 전신질환이 있는 환자에서는 서방형 제제는 처방을 피하는 것이 좋습니다.

※ 서방정이 아닌 모든 제제는 속방정에 속합니다. 속방정은 빠르게 약물이 방출되며 작용 시간이 짧습니다.

Q3. Acetaminophen도 Ibuprofen과 같이 NSAIDs로 분류되나요?

A. Acetaminophen의 성분명은 Acetyl para–aminophenol이며, NSAIDs로 분류되지 않습니다. 과거 해열제로 널리 사용되었던 Phenacetin과 Acetanilide의 주 활성대사체이며, 염증을 억제하는 소염작용은 매우 약하여 무시할 수 있을 정도입니다. Acetaminophen의 작용 기전은 현재까지도 정확히 규명되지 않았으나, 중추신경계에 작용하여 해열 및 진통 효과를 내는 것으로 이해되고 있습니다. 참고로 유럽에서는 Acetaminophen을 Paracetamol이라 부릅니다.

Q4. 환자가 다른 병원에서 복용 중인 약물을 손쉽게 확인할 방법이 있을까요?

A. 보건복지부의 '나의 건강기록'이라는 앱을 다운로드하면 처방받은 약물 정보를 확인할 수 있습니다. 뿐만 아니라, 건강검진 결과 확인을 통해 각종 혈액검사 결과까지 체크할 수 있습니다. 자세한 내용은 본문의 〈알면 좋은 참고자료〉 부분을 참고하시기 바랍니다.

Q5. 치과수술이 예정된 환자가 수많은 건강기능식품과 한약까지 복용 중이라고 합니다. 어떻게 하는 게 좋을까요?

A. 환자가 임의로 복용 중인 모든 건강기능식품은 치과수술 1주일 전부터 중단하는 것을 추천합니다. 의사의 처방 없이 복용 중인 건강기능식품을 모두 파악하기란 현실적으로 불가능합니다. 여러 건강기능식품 중 상당수가 혈행 개선에 도움을 줄 수 있는 것으로 광고되고 있으며, 실제로 이를 중단하지 않고 관혈적 처치를 진행할 경우 출혈과 관련된 문제가 발생할 수 있습니다.

한약의 경우, 은행, 생각, 마황 등의 성분이 포함되어 있을 경우 술후 출혈과 관련된 문제가 생길 수 있습니다. 따라서 한약을 복용 중인 경우에도 수술 1주 전부터는 복용을 중단토록 하는 것이 가장 안전합니다.

Q6. 오리지널 의약품과 제네릭 의약품은 서로 다른 점이 있나요?

A. 둘 다 같은 약이라고 보는 것이 타당합니다. 특정 성분의 약이 처음으로 출시되면 일정 기간 동안 시장독점권이 인정되는 신약의 지위를 누리는데, 이를 오리지널 의약품이라고 합니다. 원조 의약품이라고 볼 수 있는 것이지요. 일정 기간이 지나면 특허가 만료되고 오리지널 의약품과 성분, 제형, 효능, 효과, 용법, 용량 등이 동일한 소위 복제약이 출시되며 이는 제네릭 의약품에 해당합니다. 제네릭 의약품이라고 해서 약효나 안전성이 떨어지는 것은 아닙니다. 제네릭 의약품의 경우 '생물학적 동등성 시험'이라는 과정을 통해 원조 의약품과 생체 이용률이 동등한 수준에 있다는 결과가 확인되어야만 시판이 가능하게끔 되어있습니다.

Q7. 근관치료 중인데, 항생제 처방이 필요할까요?

A. 치수염 상병에서 항생제를 일률적으로 처방하는 경우 삭감될 수 있습니다. 즉, 불필요하다는 뜻이기도 합니다. 치수 기원의 급성 근단 치주염(K04.4) 또는 동이 있거나 없는 근단 주위 농양(K04.6, K04.7)의 경우 항생제 처방이 가능합니다.

그러나 특별한 환자군을 제외하고는 근관 내에 국한된 감염의 치료 또는 근관치료 후 감염을 예방하기 위한 항생제 처방은 근거 없는 사용이라 할 수 있습니다.

미국 근관치료학회에 따르면, 항생제 투여는 근관 내 감염 및 근관치료 후 감염의 예방, 치수염 기원의 통증 감소 등에 효과가 없다고 합니다. 따라서 근관 감염으로 유발된 봉와직염 및 농양, 그리고 예방적 항생제가 필요한 전신 상태를 보이는 경우를 제외하면 항생제 처방은 불필요합니다. 통증이 예상될 경우, 적절한 진통제를 처방하는 것이 좋습니다.

Q8. Penicillin 알레르기는 얼마나 자주 발생하나요?

A. Penicillin계 항생제와 세팔로스포린계 항생제는 구조적 유사성(β-lactam 고리)으로 인해 교차반응이 나타날 수 있는데, 과거에 개발된 세팔로스포린계 항생제일수록(1, 2세대) Penicillin과 구조적으로 더 유사하여 교차반응률이 더 높다고 알려져 있습니다. Penicillin계 항생제 투여 후 1-10%의 환자에서 발진, 두드러기와 같은 알레르기 반응이 나타나는 것으로 보고된 바 있습니다. 그러나 그중 80-90%는 단순한 피부 발진 등 경미한 정도이며 실제 Penicillin 알레르기가 아닐 것이라는 보고 또한 있으므로, 실제 Penicillin계 항생제에 의한 알레르기 발생률은 기존에 알려진 것보다 낮을 것으로 생각됩니다. 아토피 알레르기 병력이 있거나, 약물 알레르기 병력을 보유한 환자에게 Penicillin 알레르기가 나타나는 경우가 많으므로 병력 청취 시 참고하는 것이 좋습니다. 과거에 Penicillin계 약물 복용 후 호흡부전, 전신 부종과 같은 심각한 알레르기 반응이나 아나필락시스 쇼크를 경험한 적이 있는 환자에게는 다른 계열의 항생제를 사용해야 합니다. 자세한 처방은 본문을 참고하시기 바랍니다.

Q9. 임산부에게 약처방 시 용량을 줄여서 주는 게 좋을까요?

A. 부작용을 우려하여 치료 용량보다 낮은 용량을 처방해서는 안 됩니다. 물론 꼭 필요한 최소한의 용량만을 처방해야 하는 것이 원칙이나, 처방한다면 원하는 약물효과를 얻을 수 있어야 합니다. 임산부에게 약물처방 시 1차 선택약은 Amoxicillin 단일제제와 Acetaminophen입니다. 이 조합은 장기투여 또한 가능합니다. 복잡한 약처방이 필요하다면 의뢰서를 작성하여 산부인과를 통해 약처방을 받도록 하는 것 또한 환자도 안심할 수 있는 안전한 방법입니다.

Q10. 수유 중이라고 하는데, 약처방 시 주의사항이 있을까요?

A. 수유부 역시 임산부와 마찬가지로 1차 선택약은 Amoxicillin, Acetaminophen 조합입니다. 대부분의 약물이 모유를 통해 배출되지만 신생아에 미치는 위험성은 모두 다릅니다. 안전한 약물을 처방하였음에도 환자가 불안해한다면 수유 직후 약물을 복용하고, 복용 후 최소 3–4시간 수유를 중단하는 방법을 추천합니다.

Q11. 치과에서 처방한 약물 복용 후에 두드러기가 생겨 가렵고 불편하다고 합니다. 다른 병원을 갈 시간이 안 된다고 하면 줄 수 있는 약이 있나요?

A. 처방한 약을 복용한 후 증상이 생겼다면 약 복용을 중단토록 하고, 항히스타민제와 스테로이드 연고를 처방할 수 있습니다. 증상이 심한 경우에는 경구 스테로이드 처방을 고려합니다. 1세대 항히스타민제도 처방 가능하나 많이 졸릴 수 있으므로, 알레그라정(Fexofenadine), 알레스틴정(Epinastine), 베포틴정(Bepotastine)과 같은 2세대 항히스타민제를 우선적으로 고려할 수 있습니다. 가려움이 심한 경우 스테로이드 연고를 함께 처방할 수 있으며, 상품명으로는 리도멕스크림 등이 있습니다. 수 시간 후에도 증상이 완화되지 않거나 심해지는 경우, 타과로 내원할 것을 함께 설명해야 합니다. 처방 가능한 항히스타민제 목록은 본문의 〈어린이 약처방〉 중 '알레르기성 두드러기'에서 성인 관련 내용을 참고하시기 바랍니다.

Q12. 비만으로 인해 체중이 과도한 아이가 알약을 먹지 못한다고 합니다. 시럽 형태로 모두 처방해도 괜찮을까요?

A. 시럽으로 주는 것은 물론 가능합니다. 그러나 지나친 과체중의 경우 체중당 용량을 그대로 적용하면 용량 과다가 될 수 있으므로, 해당 연령의 이상 체중(ideal body weight)을 기반으로 처방하는 것이 좋습니다. 만약 1회 시럽양이 너무 많아서 줄이고 싶다면 한 가지는 가루약으로 처방하거나, 진통제를 건조시럽(가루약)으로 처방합니다. 어린이 환자를 위한 가루약 처방에 대한 내용은 본문의 〈어린이 약처방〉을 참고하시길 바랍니다.

연령별 평균 체중은 다음과 같습니다.

나이	체중(kg)	나이	체중(kg)	나이	체중(kg)
6개월	8	만 2세	13	만 8세	27
9개월	9	만 4세	16	만 10세	30
12개월	10	만 6세	20	만 12세	40

만 12세 이상, 또는 40kg 이상의 아동은 성인 용량의 약을 동일하게 처방할 수 있습니다.

Q13. 의뢰서에 따라 감염성 심내막염 예방을 위한 예방적 항생제를 먹게 했습니다. 이후 약처방은 그냥 일반적 처방으로 나가면 되나요?

A. 네, 가능합니다. 다만 항생제의 작용 시간이 대개 8시간이므로 복약지도를 잘해 주시면 됩니다. 만약 다음번 예정된 수술을 생각하여 예방적 항생제를 기본 약 세트와 함께 처방한다면 삭감될 수도 있습니다. 이 경우, 처방 내역을 명확히 기재해 별도로 처방전을 발행하거나, 삭감 후 재심사 조정 청구를 통해 해결할 수 있습니다.

※ 소아에서 예방적 항생제를 처방하는 경우 항생제의 용량이 많음을 미리 고지하는 것이 좋습니다. 흔하지 않은 일이므로 약국에서도 이상하게 생각하는 경우가 있습니다.

Q14. 항생제를 며칠까지 줄 수 있나요?

A. 환자가 여행 등을 이유로 장기 처방을 원하는 경우도 있지만, 처방 가능한 일수는 상병명에 따라 달라집니다. 급성 치주염이나 근단 주위 농양 등의 상병으로 항생제 처방 시 최대 5-7일을 처방하며, 그 이상 처방한다면 사유를 기재하는 것이 좋습니다. 봉와직염이나 간극 농양, 상악동염 등의 질환에서는 더 장기적인 처방이 가능합니다.

Q15. 자가 처방이 가능한가요?

A. 가능합니다. 다만 본인이 자신의 질병을 직접 진찰, 투약, 치료하는 경우, 사용한 약재 및 치료 재료에 한해서만 요양급여비용으로 청구할 수 있습니다. 즉, 진찰료는 청구할 수 없습니다.

Q16. 감각신경 손상이 의심되는데, 반드시 상급 의료기관으로 의뢰해야 하는 경우가 있는지 궁금합니다.

A. 약물 투여로도 조절되지 않는 매우 심한 신경병성 통증을 호소하는 경우, 신경종 절제술, 신경이식술, 성상신경차단술 등의 수술적 치료가 필요할 수 있습니다. 증상이 극심하거나, 약 6개월의 적극적인 물리치료 및 투약으로도 증상이 호전되지 않는다면 상급병원으로 의뢰하는 것이 좋습니다.

※ 상급병원에서는 신경손상에 대한 이학적 검사 결과를 바탕으로 신경손상 발생 후 2년이 경과한 시점부터 후유장해 진단서를 발급하는 경우가 일반적입니다.

Q17. 당뇨병 환자인데, 편평태선이 있습니다. 스테로이드 처방이 가능한가요?

A. 당뇨병 환자는 경구용 스테로이드 제제를 사용하지 않는 것이 좋습니다. 스테로이드가 혈당을 더욱 높이고 인슐린 저항성을 증가시켜 당뇨가 더욱 악화되기 때문입니다. 구강내 스테로이드 가글용액을 사용한 후 뱉어내게끔 하면 부작용 없이 치료효과를 기대할 수 있습니다. 자세한 내용은 본문 중 〈구내염〉 부분을 참고하시길 바랍니다.

Q18. 이앓이를 주소로 내원한 소아환자에게 약을 처방해줄 수 있나요?

A. Acetaminophen은 생후 4개월부터, Dexibuprofen은 생후 6개월 이후부터 사용 가능합니다. Ibuprofen은 교과서적으로 생후 6개월 이후부터 사용 가능하지만, 만 1세 이상부터 처방하는 것이 좋습니다. 이앓이는 염증반응이므로 이론적으로는 NSAIDs 처방이 적절하나, 소아에 대한 부작용이 비교적 적은 Acetaminophen을 우선적으로 고려하는 것이 좋습니다.

상병명 및 상병코드: [K00.7] 생치증후군

Q19. 교정 중에 NSAIDs를 처방하면 안 좋다고 하던데, 이유가 궁금합니다. 그 외에 주의해야 할 약물도 있나요?

A. 교정치료 중 NSAIDs 투여를 피해야 하는 이유는 NSAIDs가 골재형성 및 치아이동 과정에 필수적인 COX 효소의 활성을 억제하기 때문입니다. 단기간 복용하는 경우 큰 문제가 되지 않지만, 통증이 있을 때마다 만성적으로 장기간 복용할 경우 교정치료에 방해가 될 수 있습니다. 따라서 교정치료 중인 환자를 위한 진통제는 NSAIDs 대신 Acetaminophen을 사용하도록 합니다. 환자에게도 NSAIDs 장기 복용 시 치아 이동이 지연될 수 있음을 미리 안내해야 합니다. 이 외에 Bisphosphonates, Estrogens, Corticosteroids 등의 약물 역시 골대사에 영향을 미쳐 치아 이동을 방해할 수 있으며, 항우울제 중 선택적 세로토닌 재흡수 저해제(SSRI) 또한 (아직 논란이 있긴 하나) 교정치료에 부정적인 영향을 미칠 가능성이 있다고 알려져 있습니다.

Q20. 특정 약물을 복용하는 것이 임플란트 실패와 관련이 있나요?

A. 네, 있습니다. 2018년 6차 ITI Consensus Statement에서 '약물 관련 임플란트 실패(Medication–Related Dental Implant Failure)'에 대해 발표한 바 있습니다. 연구에 따르면, SSRI 계열 항우울제와 소화성 궤양용제 중 양성자 펌프 억제제(PPI) 약물군의 복용이 임플란트 실패율 증가와 통계적으로 유의미한 관련이 있는 것으로 보고되었습니다. SSRI 계열 항우울제는 가장 일반적으로 사용되는 항우울제이고, PPI (–prazole)는 NSAIDs 처방 시 위산 분비 억제를 위해 병용 처방되는 경우가 많습니다. 따라서 치과에서 임플란트를 계획하고 있다면 이러한 약물군이 임플란트 실패에 영향을 미칠 가능성을 염두에 둘 필요가 있습니다. 자세한 내용은 본문 중 〈약물 관련 임플란트 실패〉 부분을 참고하시길 바랍니다.

Chapter 1.

개념잡기

불편감을 주소로 내원한 환자들에게 항상 동일한 세트의 약물만 처방하고 있지는 않으신지요?

항생제와 진통제, 위장약, 그리고 가글 세트는 치과에서 가장 많이 처방되는 약물들이며, 이 조합으로 처방하면 환자의 불편감은 해소되는 경우가 많습니다. 그러나 가끔은 항생제가 정말로 필요한지 헷갈리기도 하고, 진통제를 처방했음에도 여전히 환자가 통증을 호소하기도 합니다. 환자의 증상과 상태에 맞는 약물을 센스 있게 선택하기 위해 몇 가지 개념들을 정리하고 시작하겠습니다. 약리학적 내용을 지나치게 깊이 다루거나 고리타분한 내용만 늘어놓는 것은 최대한 자제하였으니 가벼운 마음으로 읽어주셔도 좋습니다.

1. 감염 vs 염증

치과 약물처방 시 먼저 '감염'과 '염증'을 개념적으로 구분하는 것이 중요합니다. 이를 통해 불필요한 항생제 처방을 줄일 수 있습니다.
예를 들어, 환자가 구내염으로 인한 통증을 주소로 내원했다고 가정해 보겠습니다. 구내염의 분류 및 환자의 증상에 따라 필요한 약물이 달라집니다. 바이러스에 의한 헤르페스 구내염일 경우 항바이러스제를 우선적으로 사용해야 하고, 아프타성 구내염이라면 염증을 억제해 주는 스테로이드 연고나 스테로이드 가글을 국소적으로 사용하는 것이 적절합니다. 구내염 병소에 이차적인 세균감염이 일어나지 않았다면 전신적인 항생제 사용은 불필요하다고 볼 수 있습니다.

염(染) and 염(炎)

감염과 염증은 모두 '염'이라는 글자가 들어가 있지만, 한자어 표기와 뜻은 서로 다릅니다. 감염의 '염'은 옮는다는 뜻을 가진 '染'인데 반해, 염증의 '염'은 불꽃을 뜻하는 '炎'입니다. 감염은 미생물에 의해 전염된다는 의미를, 염증은 불꽃에 닿은 듯 열이 나고 아프다는 의미로 받아들이면 그 둘의 구분이 더 쉽지 않을까 합니다.

감염(Infection)

감염은 질병을 일으킬 수 있는 병원성 미생물이 체내에 침투하여 증식하는 상태를 말합니다. 치과 분야의 세균성 감염은 대부분 구강내 상주균에 의한 기회감염적 성격을 띠며, 검출되는 균종 또한 단일균종이 아닌 복합균종에 의한 감염인 경우가 많습니다. 때문에 감염의 치료 원칙을 철저히 따르기 어려우므로, 경험적 항생제를 처방하게 됩니다. 치과에서 주로 처방하는 경구용 항생제의 항균 범위를 간략하게 정리하면 다음과 같습니다.

치과에서 처방 가능한 주요 경구용 항생제의 대략적인 항균 범위

<table>
<tr><th colspan="2">그람양성균</th><th colspan="2">그람음성균</th><th>혐기성균</th></tr>
<tr><td colspan="3">Amoxicillin</td><td colspan="2"></td></tr>
<tr><td colspan="5">Amoxicillin Clavulanate</td></tr>
<tr><td colspan="4"></td><td>Metronidazole</td></tr>
<tr><td colspan="3">1세대 세파계(Cephalexin, Cefadroxil, Cephradine)</td><td colspan="2"></td></tr>
<tr><td colspan="4">2세대 세파계(Cefaclor, Cefuroxime, Cefprozil)</td><td></td></tr>
<tr><td></td><td colspan="3">3세대 세파계(Cefdinir, Cefixime, Cefpodoxime, Cefditoren)</td><td></td></tr>
<tr><td></td><td colspan="3">Quinolone계(Ciprofloxacin)</td><td>*Levo/Moxi–floxacin</td></tr>
<tr><td colspan="3">Macrolide계(Clari/Azi/Roxi–thromycin)</td><td colspan="2"></td></tr>
<tr><td colspan="3">Tetracycline계(Tetra/Doxy/Mino–cycline)</td><td colspan="2"></td></tr>
<tr><td colspan="2">Clindamycin</td><td colspan="2"></td><td>Clindamycin</td></tr>
</table>

염증(Inflammation)

인체는 항상 손상된 부분을 원상태로 돌리고자 하고, 그것이 염증으로 나타납니다. 임상적으로 발적(redness), 발열(heat), 붓기(swelling), 통증(pain), 기능저하(loss of function)의 다섯 가지 징후를 보입니다. 즉, 염증이란 감염이나 조직 손상 후 회복을 향해가는 정상적인 과정이자 신체의 방어기전이고, 따라서 모든 염증이 치료 대상이 되는 것은 아닙니다. 통증이나 발열 등이 동반되는 예상보다 심한 염증이라면, 약물치료가 필요할 것입니다.

2. 항생제

구강내 감염은 기회감염이자 복합균 감염이므로, 질환의 종류 및 진행 양상에 따라 항생제 선택을 달리할 필요가 있습니다. 예를 들어, 치수 및 치주조직에서 시작된 치성감염이 봉와직염의 형태로 발전하는 데에는 그람양성 호기성균인 연쇄상구균(*Streptococcus spp.*)이 큰 역할을 담당합니다. 봉와직염에서 감염이 만성화되면 균주 구성이 혐기성균 위주로 바뀌게 됩니다.

봉와직염(cellulitis)에서 농양(abscess)으로 치성감염의 이행에 따른 주요 병원성 균주 변화

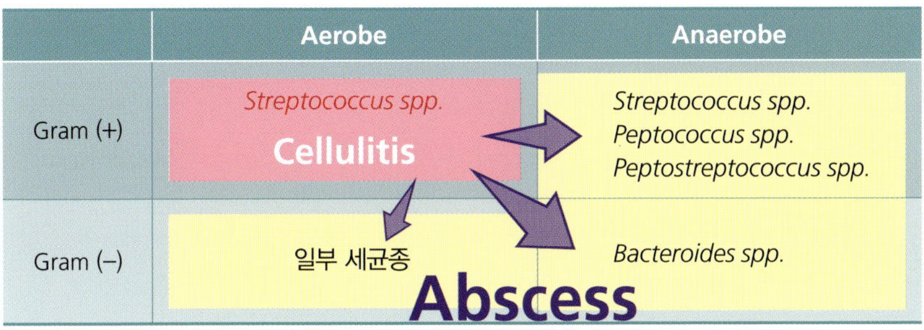

따라서 봉와직염 단계에서부터 가능하다면 조기에 절개 및 배농술을 시행하고 그람양성, 그람음성균뿐 아니라 혐기성균까지 커버하는 항생제를 사용하는 것이 좋습니다. Amoxicillin Clavulanate 복합제는 혐기성균까지 커버하는 광범위 항생제이므로 치성감염에서 1차 선택약으로 사용할 수 있지만, 혐기성균에만 단독 활성을 지닌 Metronidazole을 추가로 병용하면 더 효과적입니다. 이론적으로는 혐기성균에 효과를 갖는 Amoxicillin Clavulanate와 Metronidazole의 병용 처방이 적절하지 않다고 볼 수 있으나, 실제로 구강악안면 감염의 경우 두 항생제를 병용하여 탁월한 효과를 기대할 수 있기 때문에 특히 감염이 심한 경우, 병용 처방이 도움이 될 수 있습니다.

치과에서 관혈적 처치 후 처방하는 항생제는 창상을 통한 감염 발생을 막기 위한 것으로, 관혈적 처치의 심도에 따른 감염 발생 위험성을 고려하여 적절한 항생제를 처방하는 것이 좋습니다. 실제 항생제의 처방예는 본문의 〈약처방 프로토콜〉에서 기술하였습니다.

Pop-up Q&A

Q. 술후 감염 발생을 줄이기 위해 어떠한 노력이 필요할까요?

A. 치과처치 후 감염이 발생할지 예측하기란 어렵습니다. 그렇다고 모든 환자들에게 시술 전에 예방적으로 항생제를 사용하는 것도 적절한 대처라 할 수 없습니다. 치과시술 전 치태를 제거하고 구강 청결제로 가글하여 구강내 상주균의 수를 줄이는 것이 술후 감염의 발생을 줄이는 방안이 될 수 있습니다.

임상 꿀팁

치과시술이 이상적으로 시행되었다 하더라도 환자의 면역력과 환경에 관련된 요소에 의해 술후 감염이 발생할 여지는 충분합니다. TMI이긴 하지만 제 경험에 의하면 치과치료 후 봉와직염이나 농양이 발생하여 응급실을 찾은 환자는 환절기에 유독 많은 것 같습니다. 아마도 큰 일교차에 의해 몸의 외부 반응에 대한 저항력이 약화되는 것이 그 원인이지 않을까 합니다. 그래서 저는 환절기에 치성감염으로 응급실을 찾은 환자분들께 '환절기에는 감기도 많이 걸리고, 치과치료 후 염증이나 감염도 많이 생깁니다.'라고 말씀드리고는 합니다.

3. 통증의 구분

흔히 처방하는 진통제가 모든 종류의 통증을 해결할 수는 없으므로, 환자가 호소하는 통증을 분석하여 통증의 분류에 맞는 약을 처방해야 합니다. 통증 분류 기준은 매우 다양합니다. 구강안면통증의 분류에 대한 내용 중 난해한 전문 용어는 최대한 덜어내고 진료실에서 사용빈도가 높은 부분만 추려서 정리하면 다음과 같습니다.

	체성 통증(Somatic pain)	신경병성 통증(Neuropathic pain)
원인	점막, 피부, 근육, 인대, 뼈, 혈관의 문제로 인한 통증	신경손상이나 척수, 뇌의 문제로 인한 통증
양상	날카로운 통증, 쑤시는 듯한 통증	화끈거리는 통증, 전기가 통하는 듯한 통증
치과적 통증의 예	• 치수 통증(Pulpal pain) • 치주조직 통증(Periodontal pain) • 뼈/골막 통증(Osseous/Periosteal pain) • 턱관절 통증 • 근육 통증	• 비정형 치통(Atypical odontalgia) • 구강작열감 증후군(Burning mouth syndrome) • 삼차신경통(Trigeminal neuralgia)

위의 분류 중 체성 통증에는 일반적인 진통제(NSAIDs, Acetaminophen 등)가 효과적이지만, 소위 신경통으로 불리는 신경병성 통증에는 항전간제나 항우울제 등과 같은 특정 약물처방이 필요합니다. Tramadol은 체성 통증뿐 아니라 신경병성 통증에도 효과가 있어 필요시 복용(PRN)의 형태로 처방하면 유용합니다. 다만, 장기간 사용 시 의존성 문제가 생길 수 있어 단기간 사용하도록 하는 것이 좋습니다.

또한 급성 통증이 있는 환자를 방치하지 않도록 주의해야 합니다. 체성 통증이 반복되거나 장기간 지속되면 신경계 변화로 인해 신경병성 통증으로 진행될 수 있습니다. 통증이 3개월 이상 지속되면 이를 만성통증으로 정의하는데, 만성통증의 경우 사회심리적 요인이 복합되어 치료가 매우 어려워집니다. 따라서 통증은 최대한 조기에 치료되어야 하며, 적절한 술식과 약물 요법으로 지속되는 통증의 연쇄 고리를 끊어내는 것이 매우 중요합니다. 신경병성 통증은 DN4 평가표(Douleur Neuropathique 4 questions)를 사용하여 간편하게 통증의 정도를 파악하고 평가할 수 있습니다.

신경병성 통증 DN4 평가표 (Douleur Neuropathique 4 questions)

날짜: ________ 년 ______ 월 ______ 일

[환자 상담]

1. 통증에 대한 설명(Description of pain)

1) 화끈거리고 타는 듯한 느낌(Burning)	□1 예	□0 아니오
2) 시리고 아픈 느낌(Painful cold)	□1 예	□0 아니오
3) 찌릿하게 전기 통하는 느낌(Electric shocks)	□1 예	□0 아니오

2. 감각이상/불쾌감각(Paresthesia/Dysesthesia)

4) 저린감(Tingling)	□1 예	□0 아니오
5) 바늘로 콕콕 찌르는 느낌(Pins and Needles)	□1 예	□0 아니오
6) 남의 살처럼 느껴짐(Numbness)	□1 예	□0 아니오
7) 가려움(Itching)	□1 예	□0 아니오

[이학적 검사]

3. 감각 결손(Sensory deficits)

8) 가벼운 접촉에 의한 감각저하 (Hypoesthesia to touch)	□1 예	□0 아니오
9) 바늘로 살짝 찌르는 통증에도 감각저하 (Hypoesthesia to prick)	□1 예	□0 아니오

4. 통증 유발(Evoked pains)

10) 가벼운 솔질(Brushing)	□1 예	□0 아니오

총점 ________

(총점 ≥ 4: 신경병성 통증에 해당)

Pop-up Q&A

Q. Tramadol은 강한 진통 효과가 있다는데 해열, 소염 효과도 있나요?

A. 아닙니다. Tramadol은 중추 신경계에서 통증 자극을 전달하는 과정을 저해하여 진통작용만을 나타냅니다. 흔히 사용되는 진통제의 해열, 소염 효과 유무를 정리하면 다음과 같습니다.

	NSAIDs	Acetaminophen	Tramadol
진통	○	○	○
해열	○	○	×
소염	○	×	×

4. NSAIDs vs 스테로이드

NSAIDs (nonsteroidal anti-inflammatory drugs)와 스테로이드는 모두 항염증 작용, 즉 염증을 억제하는 효능이 있는 약물입니다. 세포 수준에서 NSAIDs는 아라키돈산을 염증 유발 신호물질로 분해시키는 작용을 하는 COX 효소를 억제하여 항염증 효과를 나타냅니다. 스테로이드는 아라키돈산의 합성을 억제하여 강력한 염증 억제 작용을 보입니다. 스테로이드가 보다 상위 단계에서 작용하므로 NSAIDs에 비해 부작용이 큽니다. 따라서 경도의 염증 억제를 위해서는 스테로이드보다 NSAIDs가 더 안전하고 적절한 약물이라고 할 수 있습니다.

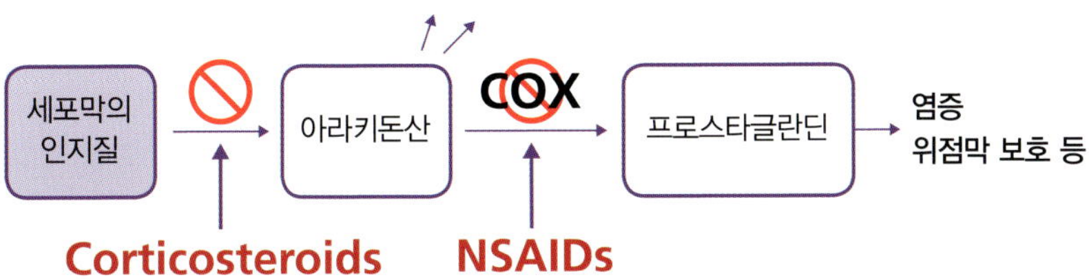

스테로이드와 NSAIDs의 항염증 작용 발현의 간략한 기전

Pop-up Q&A

Q. 스테로이드가 강한 염증 억제 작용이 있다고 하는데, 그렇다면 스테로이드도 NSAIDs처럼 해열, 진통 작용이 있는 건가요?

A. 네. 그렇습니다. 스테로이드는 해열 및 진통 작용을 효과적으로 수행할 수 있습니다. 그러나 부작용을 고려할 때 해열, 진통 목적을 위해 스테로이드를 투여하는 것은 적절하지 않으므로, NSAIDs나 Acetaminophen을 사용하는 것이 상식적이라 할 수 있습니다. 참고로 Acetaminophen은 소염 작용은 없고, NSAIDs로 분류하지 않습니다.

5. 스테로이드의 종류 및 Tapering

1) 종류

넓은 의미의 스테로이드는 천연 스테로이드와 합성 스테로이드를 포함합니다. 부신피질에서 분비되는 천연 스테로이드에는 코티솔(cortisol)과 같은 당질코르티코이드(glucocorticoid)와 알도스테론(aldosterone)과 같은 무기질코르티코이드(mineralocorticoid)가 있습니다. 이 중 당질코르티코이드가 항염증, 면역 억제, 당 생성 촉진 등의 작용을 보이며, 무기질코르티코이드는 체내 무기질 농도 조절을 담당합니다. 천연 스테로이드의 화학구조를 바탕으로 여러 종류의 합성 스테로이드가 만들어졌으며, 모든 합성 스테로이드는 각기 다른 정도의 당질코르티코이드 활성과 무기질코르티코이드 활성을 보입니다.

	Glucocorticoid potency (≈ 항염증 역가)	Mineralocorticoid potency	반감기(시간)
Hydrocortisone (Cortisol)	1	1	8–12
Prednisolone	4	0.6	18–36
Methylprednisolone	5	0.25	18–36
Triamcinolone	5	0	18–36
Dexamethasone	25	0	36–54
Aldosterone	0	400 이상	–

(항염증 역가 환산 예: Dexamethasone 0.5mg ≒ Prednisolone 3.125mg)

스테로이드 사용 시, 제제의 항염증 효과뿐 아니라 체내 작용시간(반감기)을 고려해야 합니다. Dexamethasone과 같이 항염증 역가가 높고 반감기가 긴 제제는 심한 염증성 질환에서 단기간 사용해야 안전하며, 장기간 사용 시 체내 호르몬 조절 능력에 문제가 발생할 수 있습니다.

2) 감량(Tapering)

결론부터 말씀드리면 이 책에 수록된 스테로이드 처방 용법으로 2-3주 이하의 단기간 치료 시 대부분의 경우 tapering을 생략할 수 있습니다. 안면마비와 같이 tapering이 필요한 경우는 이를 처방에 반영하였습니다.

① Tapering이 필요한 이유

- 장기간 스테로이드를 복용하면 부신의 cortisol 생산 기능이 억제됩니다. 갑작스러운 복용 중단 시 부신이 충분한 양의 cortisol을 생산하지 못하는 상태이므로 부신피질 기능부전이 발생할 수 있습니다.
- 스테로이드 복용을 갑자기 중단할 경우, 억제되어 있던 염증이 다시 급격히 악화될 수 있습니다.
- 피로, 근육통, 관절통, 발열 등의 금단 증상이 나타날 수 있습니다.

Prednisolone의 생리적 용량은 1일 5-7.5mg으로, 감량을 통해 점진적으로 생리적 용량에 도달 후 임상 상황에 따라 중단 시기를 결정합니다. 질환 및 환자의 상태와 증상에 따라 tapering 방식을 조절해야 합니다.

② Tapering이 필요한 경우

- 1일 40mg 용량으로 1주일 이상 복용하는 경우
- 5mg 이상 용량을 저녁에도 2주 이상 복용하는 경우
- 단기간 복용이 반복되는 경우
- 장기간의 스테로이드 복용 후 1년 이내 단기간 복용하는 경우
- 다른 원인에 의한 부신 기능 억제가 있는 경우

임상 꿀팁

스테로이드는 적절히 사용하면 아주 좋은 효과를 기대할 수 있지만, 일부 전신질환을 가진 환자에게는 위험한 약물입니다. 다음 질환들은 스테로이드 사용의 금기증에 해당합니다.

- 소화성 궤양
- 당뇨병
- 고혈압
- 감염증(세균, 바이러스, 곰팡이)
- 골다공증
- 정신질환
- 심부전(heart failure)
- 신부전(renal failure)
- 녹내장

Chapter 2.

술전 복용 중단 약물

다음은 관혈적 치과수술 전 복용 중단이 필요한 약물의 목록입니다. 표에 표기된 중단 시기는 일반적 예시이며, 환자가 복용 중인 약물을 임의로 중단하지 않도록 의뢰서를 발급하여 의과 주치의의 의견을 꼭 확인해야 합니다.

수술 전 중단 약물 대표 상품명

혈소판 응집 억제제
환자 상태에 따라 항혈소판제 중단이 적절치 않은 경우가 있을 수 있으므로 담당의와 상의합니다.

아스트릭스캡슐 (Aspirin) *7일 전 중단	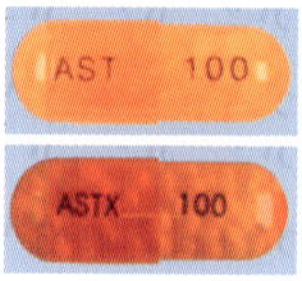	아스피린프로덱트정 (Aspirin) *7일 전 중단	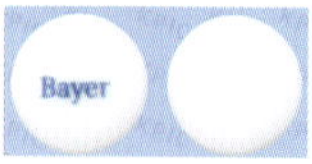
바이엘아스피린정 (Aspirin) *7일 전 중단	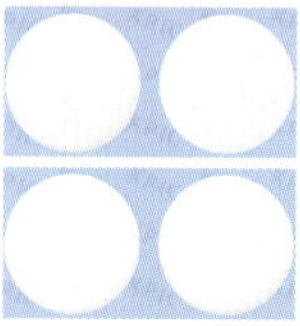	아사톱장용정 (Aspirin) *7일 전 중단	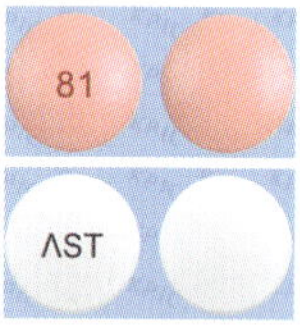
플라빅스에이정 (Aspirin/ Clopidogrel) *7일 전 중단	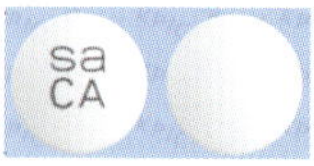	슈퍼피린캡슐 (Aspirin/ Clopidogrel) *7일 전 중단	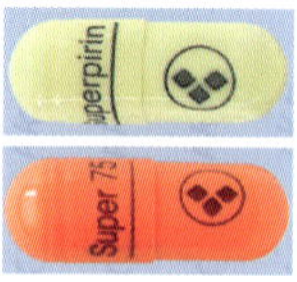

약품명	사진	약품명	사진
클로피린캡슐 (Aspirin/ Clopidogrel) *7일 전 중단	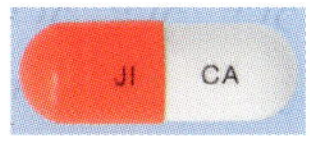	클로스원캡슐 (Aspirin/ Clopidogrel) *7일 전 중단	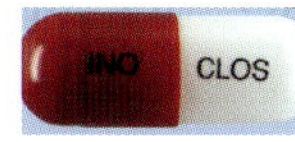
플라빅스정 (Clopidogrel) *5–7일 전 중단	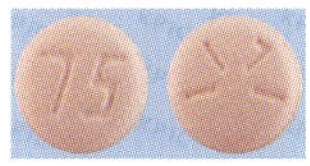	플라비톨정 (Clopidogrel) *5–7일 전 중단	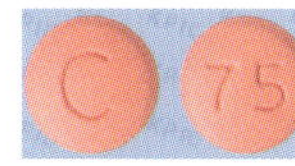
플래리스정 (Clopidogrel) *5–7일 전 중단	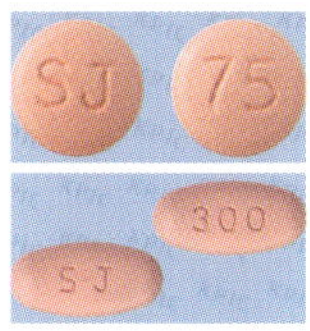	브릴린타정 (Ticagrelor) *5–7일 전 중단	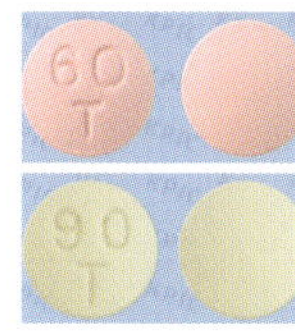
타그렐정 (Ticagrelor) *5–7일 전 중단	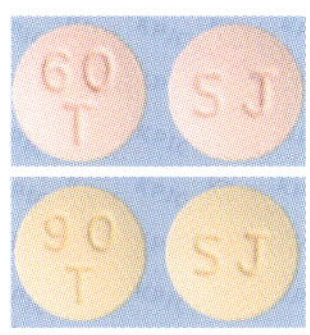	에피언트정 (Prasugrel) *7일 전 중단	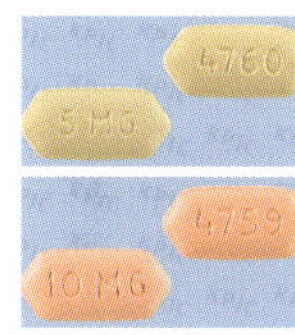
유유크리드정 (Ticlopidine/ Ginkgo leaf ext.) *7–10일 전 중단	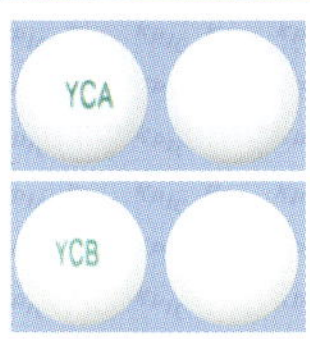	유크리드정 (Ticlopidine/ Ginkgo leaf ext.) *7–10일 전 중단	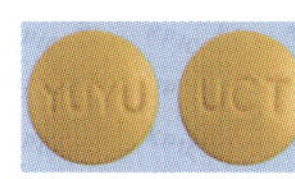
프레탈정 (Cilostazol) *2–3일 전 중단	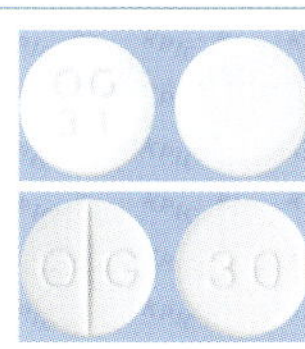	실로스탄씨알정 (Cilostazol) *2–3일 전 중단	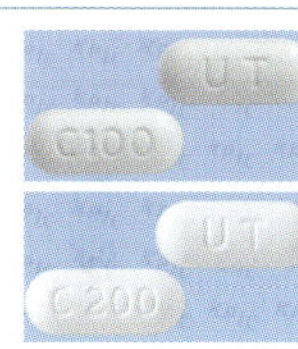
디스그렌캡슐 (Triflusal) *7일 전 중단	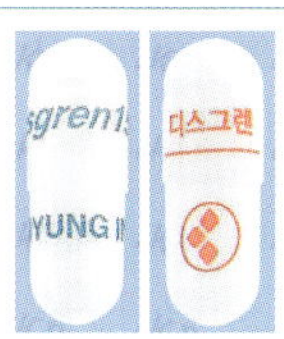	딜라스트캡슐 (Ibudilast) *3일 전 중단	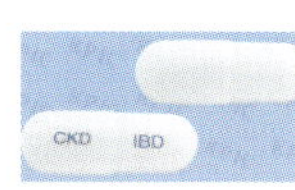
이부스트린정 (Indobufen) *2–3일 전 중단	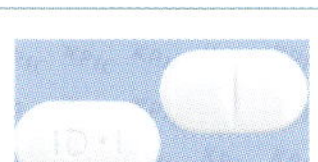	안플레이드정 (Sarpogrelate) *1일 전 중단	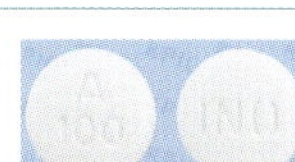
오팔몬정 (Limaprost) *1일 전 중단	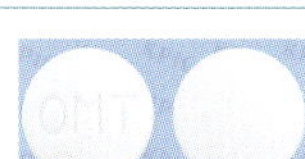	베라실정 (Beraprost) *1일 전 중단	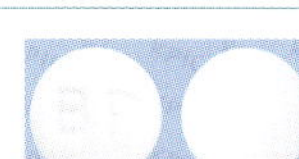

항응고제

항응고제는 임의로 중단할 경우 항혈소판제보다 더 높은 위험을 초래할 수 있으므로 각별한 주의가 필요합니다.

와파린정 (Warfarin) *5일 전 중단	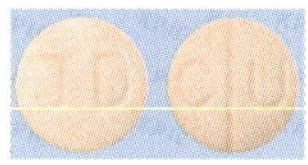	와르파린나트륨정 (Warfarin) *5일 전 중단	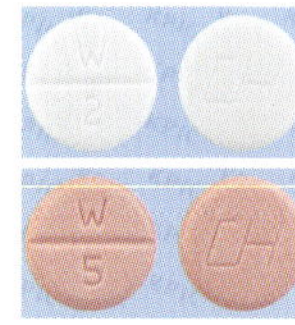
쿠파린정 (Warfarin) *5일 전 중단	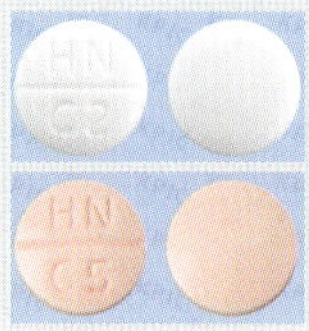	프라닥사캡슐 (Dabigatran) *1–2일 전 중단	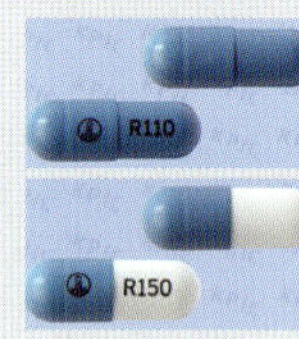
엘리퀴스정 (Apixaban) *1–2일 전 중단	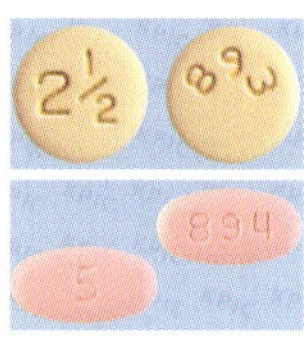	릭시아나정 (Edoxaban) *1–2일 전 중단	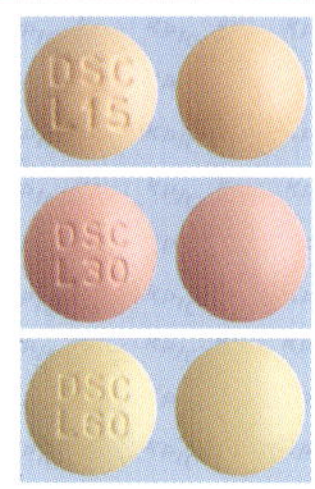
자렐토정 (Rivaroxaban) *1–2일 전 중단	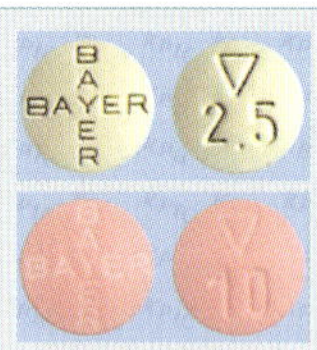	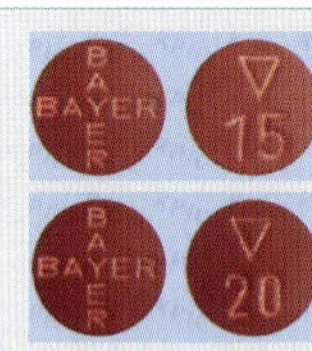	
리록시아캡슐/정 (Rivaroxaban) *1–2일 전 중단	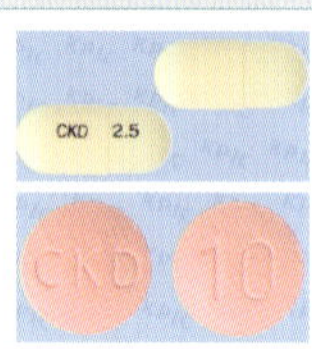	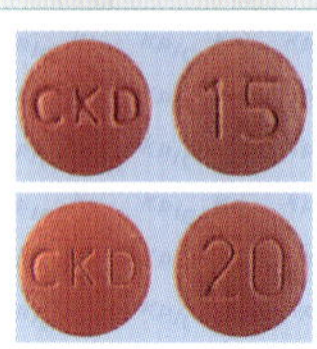	

혈액순환개선제 혈액 순환 개선을 도와주는 아래의 의약품들은 출혈 경향을 높이므로 수술 전 복용 중단이 필요합니다.			
기넥신에프정/캡슐 (Ginkgo Leaf Ext.) *36시간 전 중단	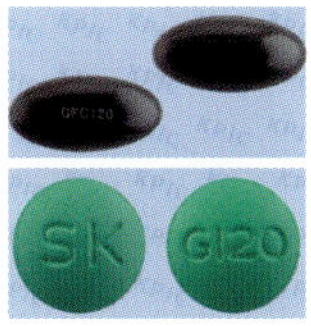	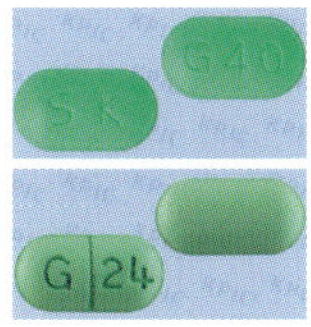	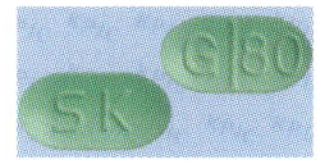
타나민정 (Ginkgo Leaf Ext.) *36시간 전 중단	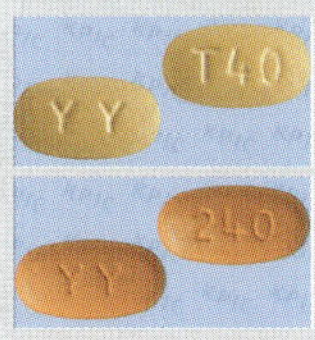	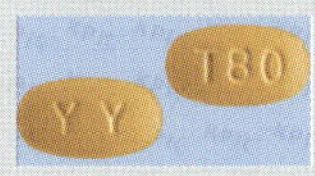	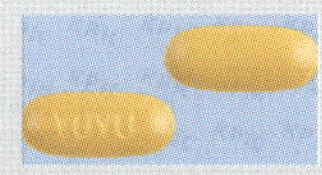
사미온정 (Nicergoline) *1일 전 중단	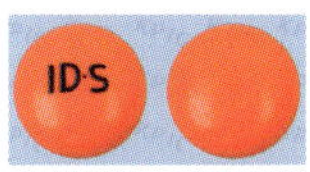	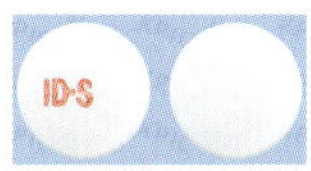	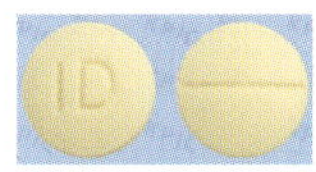
세보칸정 (Ginkgo Leaf Ext.) *36시간 전 중단	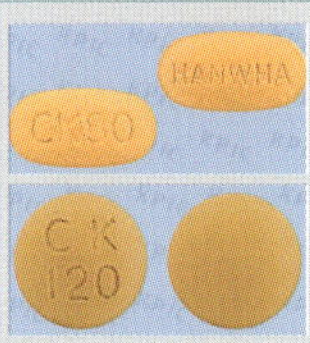	트렌탈정 (Pentoxifylline) *7–10일 전 중단	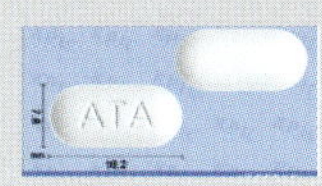
리넥신정 (Cilostazol/Ginkgo Leaf Ext.) *2–3일 전 중단	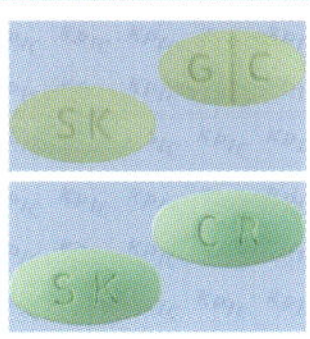		

(약물 형상 출처: 약학정보원 www.health.kr)

* 건강기능식품이나 한약을 복용 중인 경우에도 출혈 경향이 증가할 수 있으므로 수술 1–2주 전에 복용을 중단하도록 합니다.

의뢰서 양식 (참고용)

#1. 골소실을 동반한 상악골 부분 무치악
#2. 심근경색, 항혈소판제제 복용 중

안녕하십니까.
△△△님은 #1로 인하여 (　　)월 (　　)일에 2% 리도카인(1:100,000 에피네프린 함유)을 사용한 국소마취하 골이식을 동반한 임플란트 식립이 예정되어 있으며 다소간의 출혈이 예상됩니다.
#2에 관하여 귀과로 아래 사항 문의드리오니 고진선처 부탁드립니다.

1) 복용중인 약물의 치과수술 전 중단 가능 여부
2) 약물 중단 시점 및 술후 재복용 시점
3) 그 외 치과수술 전후 의과적 권고 사항

감사합니다.

– □□□ 치과의원 ○○○ 배상 –

Chapter 3.

예방적 항생제

치과치료 전 예방적 항생제의 투여가 필요한 경우는 다양합니다. 감염성 심내막염의 발생 위험이 있는 환자에서 그 가능성을 줄이기 위해 예방적 항생제를 투여하거나, 다양한 전신병력으로 인해 면역력이나 치유 능력이 저하된 환자에서 구강감염의 전신 확산을 막기 위해 예방적 항생제를 투여할 수 있습니다.

2022년 미국치과의사협회(American Dental Association, ADA) 홈페이지에 게시한 'Antibiotic Prophylaxis Prior to Dental Procedures'에 의하면, 치과치료 전 예방적 항생제 투여가 필요한 환자 범위가 과거에 비해 상당히 축소되었습니다. Clindamycin이 더 이상 예방적 항생제로 추천되지 않는다는 것 또한 눈여겨볼 만합니다.

본 챕터에서는 2021년 미국심장협회(American Heart Association, AHA)의 가이드라인을 비롯한 여러 학회의 가이드라인을 참고하여 예방적 항생제의 선택 및 처방이 필요한 치과 술식과 환자군에 대해 기술하였습니다.

1. 항생제 선택

2021년 AHA 가이드라인에서 감염성 심내막염의 예방을 위해 추천되는 항생제 목록은 다음과 같습니다.

<table>
<tr><th></th><th>약물</th><th>상품명 예시</th><th>성인</th><th>어린이</th><th>용법</th></tr>
<tr><td>Penicillin계</td><td>Amoxicillin</td><td>파목신캡슐,
아목시실린캡슐</td><td>2g</td><td>50mg/kg</td><td rowspan="5">시술
30–60분 전
1회 복용</td></tr>
<tr><td rowspan="4">Penicillin계
알레르기</td><td>Cephalexin*
(Cefalexin)</td><td>메섹신캡슐,
팔렉신캡슐</td><td>2g</td><td>50mg/kg</td></tr>
<tr><td>Azithromycin</td><td>지스로맥스정,
아지로맥스정</td><td>500mg</td><td>15mg/kg</td></tr>
<tr><td>Clarithromycin</td><td>클래리시드정,
클라신정</td><td>500mg</td><td>15mg/kg</td></tr>
<tr><td>Doxycycline</td><td>모노신정,
독시사이클린정</td><td>100mg</td><td>2.2mg/kg</td></tr>
</table>

* 또는 다른 1, 2세대 세팔로스포린계 항생제

Penicillin과 세팔로스포린의 교차반응성

세팔로스포린과 Penicillin은 동일한 β-lactam계 항생제로 교차 알레르기 반응이 나타날 수 있음을 모두가 잘 알고 있습니다. 그러나 AHA 가이드라인에 따르면 Penicillin 알레르기가 있는 경우 대체약으로 Cephalexin을 포함한 1, 2세대 세팔로스포린이 처방 가능합니다. AHA는 이에 대해 심각한 알레르기 이력이 없는 환자에서 세팔로스포린의 1회 복용으로 치명적인 아나필락시스 반응이 나타날 가능성이 매우 낮기 때문이라고 기술하고 있습니다. 단, Penicillin 또는 Ampicillin에 의한 anaphylaxis, angioedema, urticaria 발생 경험이 있는 환자에게는 세팔로스포린계 항생제의 사용을 피해야 합니다.

2. 감염성 심내막염 예방이 필요한 환자군 및 술식

2021년 AHA 가이드라인에 따르면, 감염성 심내막염 발생 위험이 매우 높은 다음의 환자군에 한하여 예방적 항생제 투여가 권장됩니다.

- 감염성 심내막염의 과거력이 있는 경우
- 인공심장판막 수술 시행
- 판막 구조 이상으로 인한 심장이식술 시행
- 심장이식 후 첫 6개월 동안
- 기타 일부 선천성 심장질환
- 복구되지 않은 청색성 심장질환, 복구되었으나 residual shunts가 있는 경우 또는 prosthetic patch/device 주변에서 판막 역류가 있는 경우

감염성 심내막염 예방을 위해 예방적 항생제 투여가 필요한 치과 술식은 다음과 같습니다.

예방적 항생제 투여 필요	• 치은에 조작이 가해지는 술식 • 치근단 조직에 도달하는 술식 • 구강 점막에 절개가 필요한 술식 등
예방적 항생제 투여 불필요	• 비감염 조직으로의 침윤마취 • 방사선 사진 촬영 • 가철성 보철물 또는 교정 장치, 브라켓의 장착 및 조절 • 교환 시기가 임박한 흔들리는 유치의 단순 발치 • 입술 또는 구강점막의 외상에 의한 출혈 등

3. 근관치료 전 예방적 항생제 투여

2018년 유럽근관치료학회(European Society of Endodontology)에서는 근관치료 전 예방적 항생제 투여가 필요한 환자군을 다음과 같이 제시하였습니다. 예방적 항생제 투여를 요하는 환자군의 범위가 넓은 것을 확인할 수 있는데, 근관 내 감염이 전신적으로 확산될 우려가 있는 환자군에 대해서는 근관치료 시 각별한 주의가 필요하다는 것으로 이해할 수 있습니다.

환자군	예방적 항생제 투여의 적응증
면역기능 저하자 백혈병, HIV/AIDS, 말기 신장질환, 투석, 조절되지 않는 당뇨병, 항암화학요법, 장기이식 후 면역억제제 또는 스테로이드 투여, 유전질환	비수술적 근관치료 수술적 근관치료 의심스러운 경우 의과 주치의와 문의
감염성 심내막염 발병 위험군 복합 선천성 심장결함, 인공심장판막, 감염성 심내막염의 과거력	비수술적 근관치료 수술적 근관치료
인공관절 수술 인공관절 수술 시행 후 첫 3개월	비수술적 근관치료 수술적 근관치료
악골 부위에 고용량의 방사선 조사를 받은 환자	비수술적 근관치료 수술적 근관치료
정맥주사로 비스포스포네이트 치료 중인 환자	수술적 근관치료

4. 다양한 전신 상태에 따른 예방적 항생제 사용

① **인공관절 수술 환자**(2015 미국치과의사협회 임상실무 가이드라인)

일반적으로 치과치료 전 인공관절 감염 예방을 위한 항생제 투여는 불필요합니다. 그러나 인공관절 수술 후 합병증 과거력이 있거나 다른 의학적 질환을 보유한 환자에게 치과에서 관혈적 시술이 예정된 경우, 예방적 항생제 투여가 필요한지를 정형외과 의사에게 자문하는 과정이 필요하다고 명시하고 있습니다.

② **면역억제요법 또는 방사선치료 중인 소아**(2016 미국소아치과학회 가이드라인)

절대호중구수(absolute neutrophil count, ANC)의 값이 1,000–2,000/mm^{3}에 해당하는 경우, 예방적 항생제 사용이 추천됩니다. 호중구 수치가 1,000/mm^3 미만인 경우, 치과치료를 연기하거나 담당 의사와 상의해야 합니다.

③ **후천성 면역결핍증 환자**(Acquired immune deficiency syndrome, AIDS)

AIDS 환자에서 예방적 항생제 투여와 관련된 합의된 내용은 없습니다. 다만, 호중구 수치가 500/mm^3 이하인 환자에게 구강 수술이나 치주치료 시행 전 예방적 항생제 투여가 추천된다는 연구가 있습니다.

④ **원발성 면역결핍증 환자**(Primary immunodeficiency diseases, PIDDs)

PIDDs 환자에서 역시 명확한 가이드라인은 없습니다. 그러나 술후 감염 예방을 위한 항생제 사용을 추천합니다.

Chapter 4.

소화기용제 및 정장제

NSAIDs와 항생제 처방 후 발생 가능한 소화기계 부작용을 최소화하기 위하여 NSAIDs에 소화기용제, 그리고 항생제에 정장제를 추가적으로 처방할 수 있습니다. 그러나 이러한 복합처방이 필수인 것은 아닙니다. 환자의 전신 상태 및 약물의 종류, 투약 기간 등에 따라 필요 여부를 결정할 수 있으므로 정장제 및 소화기용제의 처방이 필요한 경우 본 챕터를 참고하여 선택하시길 바랍니다. 관련된 상병명은 본 챕터의 마지막을 참고하시기 바랍니다.

※ 약물 세트를 만들 때, 소화기용제를 포함시킨 세트와 포함시키지 않은 세트를 구분하여 만들어두시면 편리합니다.

1. NSAIDs에 의한 위궤양 예방

NSAIDs를 처방하는 모든 환자들에게 소화성궤양 예방을 위한 약물을 처방할 필요는 없습니다. 소화성궤양 예방을 위한 약물 투여를 추천하는 환자군은 다음과 같습니다.

NSAIDs에 의한 위궤양 발생의 고위험군

- 위궤양 병력
- 만 65세 이상의 노인 환자
- 고용량의 NSAIDs 치료
- 스테로이드와의 병용
- 항응고제와의 병용
- 저용량의 aspirin을 포함하는 NSAIDs

1) 급여 처방 약물

아래의 목록에 있는 약물들은 NSAIDs에 의한 위장병 예방으로 의약품 허가를 받은 약물에 해당하므로 위장관 상병 없이도 NSAIDs와 병용 처방 시 급여에 해당합니다. 다만 허가 사항은 변경될 수 있습니다.

(1) Proton pump inhibitors (PPI)

식도와 위 점막에 작용하여 위산 분비를 강력하게 억제하는 약물로, NSAIDs에 의한 위궤양이나 출혈 등을 예방합니다. 부작용은 두통, 설사, 복통, 메스꺼움, 변비 등이 일반적이나, 장기 복용 시 골절 위험 증가 및 만성 신장병, 위장관 감염 위험 증가 등의 부작용이 나타날 수 있으므로 주의가 필요합니다.

이 책의 〈약물 관련 임플란트 실패〉에서 기술한 바와 같이 PPI는 임플란트 실패율 증가와 유의미한 관계가 있는 약물로 보고되어 있습니다. 따라서 임플란트 치료 중이거나 예정된 환자에게 소화기관용제 처방 시, 다른 약물을 선택하는 것이 바람직합니다.

성분명	상품명 예시	1회 투약량	1일 투여 횟수
Omeprazole 20mg	오엠피정	1	1
Lansoprazole 15mg	란스톤캡슐	1	1
Esomeprazole 20mg	넥시움정	1	1
Pantoprazole 20mg	판토록정	1	1

※ PPI는 1일 1회 식전 복용합니다.

(2) Misoprostol

Misoprostol은 위에서 점액과 중탄산염의 생산을 증가시켜 위 점막을 보호하고 위산 생성을 줄이는 효과가 있습니다. 다만 Misoprostol 자체에 의해 설사, 복통과 같은 부작용이 흔히 나타나므로 이를 환자에게 고지하는 것이 좋습니다. 자궁 수축 유발 가능성이 있으므로 임산부에서는 금기입니다. 효과가 높지 않고, 복통 발생 빈도가 높아 선호도가 높은 약물은 아닙니다.

[상품명 예시] 싸이토텍정, 미소프로스톨정, 미셀정(Misoprostol 200μg)
[용량 용법] 1회 1정, tid (설사 부작용을 줄이기 위해 식사 시 함께 복용)

(3) Artemisia (애엽, 쑥) 추출물

애엽(쑥)에서 추출한 천연물 신약으로 위점막 재생작용을 촉진하여 위점막을 보호합니다. NSAIDs에 의한 위염 예방을 위한 투여가 의약품 허가사항이지만 급여기준에서는 인정되지 않았으므로 위염 상병이 없다면 반드시 전액 본인부담으로 처방해야 합니다.

[상품명 예시] 스티렌정, 아미스정, 에스트렌정(Artemisia asiatica 95% Ethanol Ext. (20 → 1) 60mg)
[용량 용법] 1회 1정, tid

2) 기타 약물

(1) Rebamipide

Rebamipide는 Artemisia와 같은 위점막 보호제에 속합니다. 위산분비에 영향을 미치지 않으면서 위점막 내 프로스타글란딘 함량을 증가시켜 위 점막을 보호합니다. 위염 상병 하 급여 처방이 가능합니다.

[상품명 예시] 무코스타정, 레바미피드정, 레바피드정(Rebamipide 100mg)
[용량 용법] 1회 1정, tid

(2) H2 receptor antagonist (H2-blocker)

H2-blocker는 NSAIDs에 의해 발생한 위장관 증상 및 궤양을 치료하기 위해 주로 사용되며, 위장관 증상의 예방을 위해서는 처방을 권고하지 않습니다. 따라서 현재는 위장관 상병이 없다면 급여에 해당하지 않습니다. NSAIDs와 함께 투여 시 소화기 증상을 호전시킬 수는 있으나, 위궤양 예방을 위해서는 2배 용량이 필요한 것으로 보고되고 있습니다. Famotidine, Cimetidine, Nizatidine, Lafutidine 등이 있습니다.

[상품명 예시] 가스터정, 파모티딘정, 베스티딘정(Famotidine 20mg)
[용량 용법] 1회 1정, bid

3) 처방 조합

소화성 궤양 합병증 위험이 있는 환자에서 NSAIDs 처방이 필요한 경우, 합병증을 예방하기 위한 전략은 다음과 같습니다.

- NSAIDs + Misoprostol
- NSAIDs + PPI
- NSAIDs + 스티렌정(급여 처방 시 위염 상병 필요, 또는 전액 본임부담)
- NSAIDs + Rebamipide (급여 처방 시 위염 상병 필요)
- COX-2 선택성 NSAIDs (Celecoxib)

임상 꿀팁

앞서 언급한 바와 같이 임플란트 치료가 필요한 환자에게는 PPI를 처방하는 것은 피하는 것이 좋습니다. Misoprostol은 젊은 여성에게 적합하지 않으며, 복통으로 많이 처방되는 약물은 아닙니다. Rebamipide의 경우 위염 상병 하에만 급여 처방이 가능합니다. Artemisia 추출물인 스티렌정은 천연물 유래 신약으로 전액 본인부담이긴 하나, NSAIDs 투여 시 병용 가능한 가장 적절한 소화기용제라고 생각합니다.

4) 상병코드 및 상병명

코드	상병명
K29.1	기타 급성 위염

2. 항생제 관련 설사 예방

정장제 또는 프로바이오틱스는 항생제에 의한 설사 예방과, 장내 미생물의 균형 유지에 도움을 줄 수 있습니다. 다만 6세 미만의 항생제 처방 시에만 급여에 해당합니다.

모든 항생제는 복용 후 설사 부작용이 일어날 수 있고, 그 발생 빈도는 5–25% 정도로 알려져 있습니다. 특히 Amoxicillin과 Clavulanate의 복합제제는 Clavulanate에 의해 그 빈도가 더 높게 나타납니다. 항생제로 인한 설사가 심하다면 항생제 복용을 중단시키고 정장제를 투여하는 것을 추천합니다. 만약 설사와 함께 심한 복통 및 발열을 보인다면 위막성 대장염의 가능성이 있으므로 반드시 내과로 의뢰해야 합니다. 위막성 대장염은 대부분의 항생제와 관련되나, 특히 Clindamycin과 세팔로스포린 및 퀴놀론계 항생제에서 주의를 요합니다.

임상 꿀팁

65세 이상의 고령이거나 과거에 항생제 복용 후 설사가 발생한 경험이 있다면 항생제 처방 시 정장제를 함께 처방하는 것이 좋습니다. Amoxicillin Clavulanate의 경우 설사 발생이 잦으므로 정장제의 병용 처방을 추천합니다.

분류	상품명 예시	1회 투약량	1일 투여 횟수	효과
유산균	람노스캡슐 500mg	1	3	젖산 생성 세균. 소화를 돕고, 장내 미생물 균형을 유지
효모균	비오플250캡슐	1	2	항생제 관련 설사 및 기타 위장 문제를 예방
당화균	메디락디에스캡슐 락토웰장용캡슐	1	3	열, 산, 알칼리에 저항성을 보유 장내 유익균을 증식시키고 소화 작용을 촉진

※ 소아에서의 정장제 처방은 이 책의 〈어린이 약처방〉 해당 항목을 참고하시기 바랍니다.

3. 소화불량

항생제나 NSAIDs 복용 후 구역, 구토 및 소화불량, 속쓰림 등을 호소하는 환자들이 있습니다. 증상이 심할 경우, 복용 중인 약물을 중단하고 대체 약물을 처방하는 것이 바람직하나, 대부분의 경우 적절한 복합소화제나 위장관운동촉진제, 제산제를 처방하여 증상을 개선시킬 수 있습니다. 과거에 항생제나 NSAIDs 복용 후 상복부 불편감이나 소화불량이 발생한 적이 있는 환자에게는 아래 제시된 약물을 함께 처방하는 것이 좋습니다.

종류	설명	성분명
소화효소제	음식의 영양소 분해를 도와 소화불량 증상을 개선합니다.	Diastase, Protease, Cellulase, Lipase, Biodiastase, Pancreatin 등
위장관운동촉진제	위장 운동을 직접적으로 촉진하여 소화를 돕고 구역, 구토 및 위산 역류 증상을 개선	Mosapride, Levosulpiride, Itopride, Domperidone, Trimebutine 등
가스제거제	위장관에서 가스 배출을 돕는 약물로 복부 불쾌감이나 팽만감을 개선	Simethicone
제산제	위산에 의한 속쓰림, 복통, 구역, 구토 등의 증상을 완화	Aluminum Hydroxide, Magnesium Hydroxide, Almagate 등
이담제	담즙 분비를 촉진하거나 쓸개에서 담즙이 빠르게 배출되도록 하여 지방의 소화, 흡수를 도움	Ursodeoxycholic Acid (UDCA), Dihydroxydibutyl ether 등

1) 대표 약물 목록

- **제산제:** 위염, 속쓰림, 구역, 구토 증상에 효과
- **복합소화제**(소화효소제, 가스제거제, 이담제 포함)**:** 소화불량으로 인한 위부팽만감에 효과
- **위장관운동촉진제:** 기능성 소화불량으로 인한 복부팽만감, 속쓰림, 구역, 구토 증상에 효과

※ Domperidone은 Quinolone계, Macrolide계 항생제 및 Ketoconazole과 병용 시 심각한 부정맥 발생 가능성이 있어 각별한 주의가 필요합니다.

분류	상품명 예시	1회 투여량	1일 투여 횟수	비고
제산제	알마펜정 (Almagate 500mg)	2	3	식후 1시간, 삼키지 않고 씹어서 복용
복합제 (소화효소제, 가스제거제, 이담제)	복합파자임정, 베아제정 등	1	3	식후 30분 복용
위장관운동촉진제	가스모틴정 (Mosapride 5mg)	1	1	식전 30분 복용
	레보프라이드정 (Levosulpiride 25mg)			
	가나칸정 (Itopride 50mg)			
	포리부틴정 (Trimebutine 100mg)			
	돔페리돈정 (Domperidone 10mg)			

임상 꿀팁

우루사로 알려진 Ursodeoxycholic acid (UDCA) 성분의 이담제가 포함된 소화제는 독성 담즙산을 중화시켜 간세포의 손상을 예방할 수 있습니다. 따라서 간질환 환자 또는 잦은 음주, 과도한 비만과 같이 간기능 저하가 예상되는 환자에게 약물처방 시, UDCA 성분이 포함된 복합소화제인 베아제정이나 복합파자임정, 훼스탈플러스정 등을 함께 처방해 주곤 합니다.

2) 상병코드 및 상병명

소화제는 급여 약물이 점점 줄어들고 있는 추세이므로, 건강보험심사평가원을 통해 확인하시기를 권합니다. 루틴하게 처방하지 않도록 주의가 필요합니다.

※ 알마겔정은 R12 또는 K29.1 상병 하 현재 급여항목입니다.

※ 현재 위 목록의 위장관운동촉진제는 K30 소화불량 상병 하 급여 적용이 가능합니다.

코드	상병명
K29.1	기타 급성 위염
K30	기능성 소화불량
R11	구역 및 구토
R12	속쓰림

Chapter 5.

약처방 프로토콜

1. 관혈적 처치 후

비교적 간단한 관혈적 처치부터 복잡한 처치에 이르기까지 1–3단계로 분류하여 각 단계별 술식에 해당하는 약물처방예를 아래에 제시하였습니다. 특별한 전신질환이 없는 사람을 기준으로 하며, 주요 전신질환 환자를 위한 약물처방에 대한 내용은 〈조금 더 깊이 알기〉 챕터의 '전신질환자의 약물처방 시 주의사항' 항목을 참고하시기를 바랍니다.

1) 1단계(경도)

동요도가 있는 치아의 단순 발치, 단순 임플란트 식립, 치근활택술, 치주소파술, 구강내 조직 생검, 치은판절제술, 구강내 열상봉합술 등의 처치 후 처방예입니다.

- Amoxicillin이나 1세대 세팔로스포린계 항생제인 Cephalexin은 그람양성균을 주로 커버하며 일부 그람음성균에도 효과가 있어 경도의 관혈적 처치 후 감염 발생을 예방하기 위한 1단계 항생제로 사용하기에 적절합니다.
- 진통제는 Acetaminophen을 우선적으로 사용하며, 추가적인 진통 및 소염 효과를 위해 저용량의 Ibuprofen을 병용 처방 가능합니다.

성분명	상품명 예시	1회 투약량	1일 투여 횟수	총 투약일수	용법
Amoxicillin 500mg 또는 Cephalexin 500mg	파목신캡슐, 곰실린캡슐	1	3	3-5	-
	메섹신캡슐, 팔렉신캡슐	1	3	3-5	-
Acetaminophen 500mg	타이레놀정, 타세놀정	1	3	3-5	-
+/- Ibuprofen 200mg*	부루펜정 200mg, 이부프로펜정 200mg	1	3	3-5	병용 처방 가능
0.12% Chlorhexidine gargle	헥사메딘액, 헥시딘가글액	1	1	1	1일 3회 사용

* Ibuprofen을 추가 처방하는 경우, Acetaminophen과 Ibuprofen을 2-3시간 간격으로 번갈아가며 복용하게 하면 통증 조절에 보다 효과적입니다.

2) 2단계(중등도)

동요도가 없는 치아의 단순 발치, 골삭제를 동반하지 않은 매복치 발치, 다수 임플란트 식립, 치주판막술, 광범위한 치주수술 등을 시행한 후의 처방예입니다.

- 저용량의 Amoxicillin Clavulanate는 경증의 치과 감염 및 중등도의 치과 관혈적 시술 후 감염 예방에 사용될 수 있습니다. 이는 그람양성균과 그람음성균뿐 아니라 혐기성균까지 커버할 수 있으므로 진행된 치주질환의 외과적 치료 후 역시 적절한 항생제입니다. 2세대 세팔로스포린계 항생제인 Cefaclor는 혐기성균에 대한 효과는 적으나, 그람양성균과 음성균 전반에 활성이 있으므로 중등도의 치과적 시술 후 처방하면 적절할 것으로 보입니다.
- Amoxicillin Clavulanate는 Clavulanate에 의한 설사 부작용 발생률이 높은 편입니다. 메디락디에스와 같은 정장제를 함께 처방하여 설사 발생을 줄일 수 있습니다.
- 진통제 또는 진통소염제는 중등도의 통증에 대비하여 1단계보다 높은 용량으로 투여합니다.

성분명	상품명 예시	1회 투약량	1일 투여 횟수	총 투약일수	용법
Amoxicillin Clavulanate 375mg 또는 Cefaclor 250mg	오구멘틴정375mg, 목시클정375mg	1	3	3–5	–
	시클러캡슐, 세파클러캡슐	1	3	3–5	–
Acetaminophen 650mg	타이레놀8시간이알서방정, 세타펜8시간이알서방정	1	3	3–5	–
+/– Ibuprofen 400mg*	부루펜정400mg, 이부프로펜정 400mg	1	3	3–5	병용 처방 가능
0.12% Chlorhexidine gargle	헥사메딘액, 헥시딘가글액	1	1	1	1일 3회 사용
당화균(정장제)	메디락디에스캡슐, 락토웰장용캡슐	1	3	3–5	*6세 이상 본인부담

* Ibuprofen을 추가 처방하는 경우, Acetaminophen과 Ibuprofen을 2–3시간 간격으로 번갈아가며 복용하게 하면 통증 조절에 보다 효과적입니다.

3) 3단계(고도)

골삭제를 동반한 매복치 발치, 치조골성형술, 골융기제거술, 골이식을 동반한 임플란트 식립 등을 시행한 후의 처방예입니다.

- 고용량의 Amoxicillin Clavulanate를 처방하며, 정장제 또한 함께 처방합니다. Cefaclor 사용 시 2단계보다 증량하여 500mg씩 하루 2회 투여합니다.
- Acetaminophen 또한 용량을 높여 처방합니다.
- 골삭제량이 많거나 수술 범위가 넓은 경우 술후 염증에 의한 불편감 감소를 위해 스테로이드를 처방할 수 있습니다. 경구용 Prednisolone을 하루 총량 30mg 이하로 처방합니다. 이 경우 Tapering은 생략 가능하며, 이와 관련된 내용은 책의 앞부분 〈스테로이드의 종류 및 tapering〉에 기술되어 있습니다.
- 경구용 스테로이드 대신 국소 적용 방법으로, 수술 종료 후 수술 부위 주변 전정부에 Dexamethasone을 1회 주사할 수 있습니다.

성분명	상품명 예시	1회 투약량	1일 투여 횟수	총 투약일수	용법
Amoxicillin Clavulanate 625mg 또는 Cefaclor 250mg	오구멘틴정625mg, 맥시크란정625mg	1	3	5	-
	시클러캡슐, 세파클러캡슐	2	2	5	-
Acetaminophen 500mg	타이레놀정500mg, 아세트아미노펜정 500mg	2	3	5	-
Prednisolone 5mg 또는 Dexamethasone 5mg/mL	소론도정	1-2	3	5	심한 술후 부종 및 통증이 예상되는 경우 선택하여 투여
	덱사메타손주사액	1	1	1	
0.12% Chlorhexidine gargle	클로르헥시딘액, 헥시딘가글액	1	1	1	1일 3회 사용
당화균(정장제)	메디락디에스캡슐, 락토웰장용캡슐	1	3	5	*6세 이상 본인부담

Pop-up Q&A

Q. 기본 진통제로 NSAIDs 대신 Acetaminophen을 선택하는 이유가 무엇인가요?

A. 통증 조절을 위한 1차 선택 약물은 Acetaminophen입니다. Acetaminophen의 하루 최대 허용량은 4g이며, 간질환자의 경우에도 2g까지는 안전하게 사용할 수 있습니다. NSAIDs는 Acetaminophen에 비해 부작용 발생 위험이 높은 편인 데다가 다른 의료기관에서 처방받아 복용 중인 경우도 많습니다. 2종 이상의 NSAIDs를 병용할 경우 상승효과는 없고 위장관 출혈과 같은 부작용 발생 가능성만 증가합니다. 따라서 기본 진통제로 Acetaminophen을 사용하고, 심한 통증이 예상되거나 소염 작용이 필요한 경우에 한해 NSAIDs를 추가로 사용하는 것이 좋습니다.

Q. 페니실린 알레르기가 있는 경우에 어떠한 항생제를 처방하는 것이 좋을까요?

A. Clarithromycin (클래리시드정 등)을 1회 250mg, 1일 2회 투여하는 것을 추천합니다. 예전에는 Clindamycin을 많이 사용했었지만, 최근 AHA 가이드라인에서 심각한 항생제 유발 장염을 일으킬 수 있다는 이유로 Clindamycin이 예방적 항생제 목록에서 제외되었습니다. 그리고 약국에 Clindamycin이 없는 경우도 제법 있으므로 Clarithromycin을 사용하는 것이 낫다고 생각합니다.

2. 치성감염

치성감염은 초기에는 치근단농양이나 치주농양, 또는 전정농양(vestibular abscess)을 형성하는 경우가 많습니다. 감염이 더욱 진행되어 넓게 퍼지면 위험성이 점차 높아지므로 초기 단계부터 적절한 절개 및 배농술을 시행하고 항생제와 진통소염제를 투여하여 감염의 진행을 막을 수 있어야 합니다.

치성감염이 발생한 경우, 절개 및 배농술을 시행한 후 혐기성균을 효과적으로 억제할 수 있는 항생제를 필수적으로 선택해야 합니다. 항생제는 혐기성균과 함께 그람양성균과 그람음성균 모두에 효과적인 Amoxicillin Clavulanate을 기본으로 선택하고, 혐기성균에 특이적인 활성을 갖는 Metronidazole을 고용량으로 추가 처방하는 것이 좋습니다. 전체 투약일수는 감염의 정도에 따라 7–10일 정도가 적절하며, 그중 Metronidazole은 대부분 초반 5–7일 정도만 집중적으로 투여해도 충분한 경우가 많습니다.

처방예

성분명	상품명 예시	1회 투약량	1일 투여 횟수	총 투약일수	용법
Amoxicillin Clavulanate 625mg 또는 Levofloxacin 100mg	오구멘틴정625mg, 아클란정625mg	1	3	10	
	크라비트정100mg, 레포펙신정	2	3	10	페니실린 알레르기가 있는 경우 선택
Metronidazole 250mg 또는 Clindamycin 150mg	후라시닐정	2	3	7	
	훌그램캡슐	2	4	7	Metronidazole 부작용이 심한 경우 선택
Naproxen 500mg	낙센에프정	1	2	10	
Esomeprazole 20mg	넥시움정20mg, 엑시피움정20mg	1	1	10	
0.12% Chlorhexidine gargle	헥사메딘액, 클로르헥시딘액	1	1	1	
당화균(정장제)	메디락디에스캡슐, 락토웰장용캡슐	1	3	10	*6세 이상 본인부담

3. 감각신경 손상 및 안면마비

1) 감각신경 손상

치과시술이나 수술 이후 하치조신경, 이신경 또는 설신경 등을 비롯한 감각신경 손상이 의심되는 경우를 가끔 만나게 됩니다. 감각신경 손상은 신경의 직간접적인 외상에 의해 발생하는 경우가 가장 일반적이지만, 구강악안면 감염이나 영양결핍, 대사장애 등 전신적 문제에 의해서도 발생가능합니다.

직전의 치과치료 또는 외상 후 감각신경 손상이 의심될 경우, 신경손상을 막고 회복을 촉진하는 약물을 지체 없이 투여하는 것이 매우 중요하며, 정기적 물리치료를 동반하는 적극적인 관리 또한 필요합니다. 대부분의 감각신경 손상은 경미한 손상에 해당하므로 적절한 치료에 의해 2-3개월 이내 상당 부분 회복되는 경향을 보입니다. 그러나 6개월 이상의 적극적인 치료에도 불구하고 증상이 호전되지 않거나 오히려 병세가 악화된다면 수술적인 치료가 필요할 수도 있으므로 상급 치과의료기관으로 의뢰하는 것이 좋습니다.

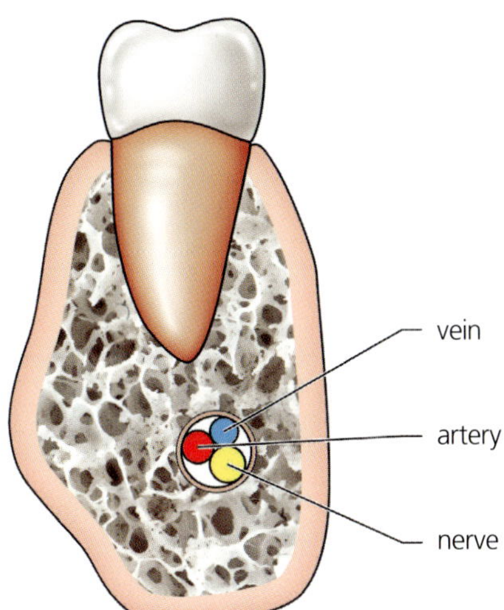

하치조신경관 내 혈관 및 신경의 단면

임상 꿀팁

여러 보고에 의하면 설신경 손상에 비해 하치조신경 손상의 예후가 조금 더 양호한 편입니다. 하치조신경은 설신경과 달리 하악골 내부의 신경관 안에 존재하고, 하치조신경의 neurovascular bundle 단면을 보면 위 그림처럼 혈관에 비해 신경이 하방에 위치해 있는 경우가 많습니다. 따라서 임플란트 시술 시 치조정 부위로부터의 드릴링에 의해 신경이 직접 손상될 가능성은 높지 않고, 임플란트가 식립되면서 신경관이 압박되는 간접 손상의 가능성이 높습니다. 하치조신경의 간접 손상은 잘 회복되는 경우가 많습니다.

(1) 증상

환자는 감각저하(hypoesthesia)나 마취가 덜 풀린듯한 느낌과 같은 이상감각(paresthesia)을 호소하는 경우가 일반적입니다.

(2) 약물치료

아래의 약물을 복합투여합니다.

① **Prednisolone** [5mg, 1회 6T (30mg), bid for 7 days (신경손상 초기에만 투여)]

스테로이드는 신경손상 직후 신경을 포함한 주변의 염증반응을 줄여줍니다. 이로써 손상의 정도를 감소시키고, 신경종(neuroma) 형성을 예방할 수 있습니다. 스테로이드는 하치조 신경관의 직접적인 압박이나 열손상과 같은 물리화학적 손상에 의한 신경관 내 염증반응을 줄일 목적으로 투여하며, 신경손상의 급성기에만 투여합니다.

신경손상 초기 1주일 간의 단기간 투여로, 환자 복용 순응도를 높이기 위해 tapering은 생략 가능합니다. 이와 관련된 내용은 이 책의 〈스테로이드의 종류 및 Tapering〉을 참고하시길 바랍니다.

② **Methylcobalamin** (0.5mg, 1T, tid for 7 days + α)

Methylcobalamin은 비타민 B12 제제이며, 신경손상 이후 체내 요구도가 증가하므로 보충이 필요합니다. 비타민 B12는 신경세포 내에서 신경재생을 촉진하는 역할을 하며, 수용성 비타민으로 소변으로 배출이 되기 때문에 장기투여가 가능합니다.

③ Ginkgo biloba (Ginkgo Leaf Dried ext., 80mg, 1T, bid for 7 days + α)

하치조신경은 대부분의 주요 신경과 마찬가지로 신경에 영양을 공급하는 혈관과 함께 주행합니다. 혈액순환개선제 사용 시, 신경 재생을 촉진할 수 있다고 알려져 있습니다. 다만 출혈 경향성을 높이므로 환자에게 이를 고지해야 하며, 수술을 앞둔 경우 36시간 전 중단해야 합니다. 일반 의약품으로 지정되어 있지만 건강기능성 식품처럼 판매되고 있어 안전하게 장기 복용 가능합니다. 다만, 신경손상의 경우 비급여로 처방해야 합니다.

(3) 처방예

장기 처방이 가능한 약물들도 있으나, 물리치료를 병행하며 적극적인 치료를 하는 것이 바람직하므로 물리치료를 올 때마다 1주일 단위로 처방할 것을 권합니다.

성분명	상품명 예시	1회 투약량	1일 투여 횟수	총 투약일수	용법
Prednisolone 5mg	소론도정	6	2	7	신경손상 초기 에만 투여
Methylcobalamin 0.5mg	엠코발500㎍캡슐, 파마메코발라민정	1	3	7+α	장기투여 가능
Ginkgo biloba* 80mg	기넥신에프정, 세보칸정	1	2	7+α	장기투여 가능

* Ginkgo biloba는 혈액순환개선제로 관혈적 치료 전 복용 중단이 필요함을 설명해야 합니다.

2) 신경통 증상 동반

감염이나 외상으로 인한 신경손상 후 드물게 소위 신경통과 유사한 통증인 신경병성 통증(neuropathic pain)이 발생할 수 있습니다. Acetaminophen이나 NSAIDs와 같은 일반적 진통제에 의해 통증이 조절되지 않는 경우가 많으므로, 중추신경계 또는 말초신경계의 체성신경계 질환 치료를 위한 신경통 약물을 처방하는 것이 좋습니다.

임상 꿀팁

신경병성 통증이 발생했을 때는 가능한 초기에 적극적으로 치료를 시작해야 합니다. 만성통증으로 진행되기 쉬우므로 적절한 약물을 투여하여 통증의 연쇄 사슬을 끊어주는 것이 매우 중요합니다. 만약 만성통증으로 진행되었다면, 사회심리적 요소에 대한 고려가 필요하므로 정신건강의학과와의 협진을 통해 좋은 결과를 낼 수도 있습니다. 이러한 경우 손상된 감각의 완전한 회복을 기대하는 것은 어려울 수 있으므로, 일상생활에 지장을 주지 않을 수준으로 증상을 경감시키는 것을 목표로 하여 치료를 진행하는 것이 현실적입니다.

(1) 증상

감각저하 또는 마비 증상에 더하여 아무런 자극 없이도 찌르는, 전기가 통하는, 조이는, 뻐근한, 화끈거리는 듯한 통증이 나타날 수 있으며, 가벼운 접촉이나 약간의 온도차에 대해 과민한 통증을 호소하기도 합니다. 이 외에도 정상적인 자극을 통증으로 받아들이는 이질통(allodynia)이나 불쾌감각(dysesthesia), 방사통 증상을 보일 수 있습니다. 신경병성 통증은 다른 통증에 비해 고통이 매우 심한 것이 특징입니다. 평가를 위하여 환자가 묘사하는 증상 및 발현 부위를 세밀하게 기록하는 것이 좋습니다.

(2) 약물치료

앞서 언급한 처방에 더하여 증상에 따라 신경통 치료제, 삼환계 항우울제, 항경련제, 캡사이신 연고 등을 처방합니다.

① 신경통 치료제(GABA analogue, 항경련제)

Gabapentin과 Pregabalin은 뇌전증 치료제로 개발되었으며, 신경병성 통증에 주로 사용되는 약물입니다. 부작용은 진정, 어지러움, 말초부종 등이 있습니다.

Gabapentin

Gabapentin은 지속성 신경병성 통증에 효과가 입증된 약물입니다. 매우 안전한 약제이나, 졸림과 어지러움 등의 부작용이 흔하게 나타나므로 서서히 증량하는 것이 좋습니다. 초반 사흘간 1회 100mg의 저용량을 투여하고, 부작용이 없다면 치료용량인 300mg을 투여합니다. 부작용이 심할 경우 Pregabalin으로 변경을 고려할 수 있습니다. 신경통 감소 효과를 기대하기 위해서는 최소 1-2개월 이상의 투여가 필요합니다.

성분명	용량	1회 투여량	1일 투여 횟수	총 투약일수	용법
Gabapentin	[상품명] 뉴론틴, 가바랩, 가바렉스, 가바인, 뉴로닌, 가바펜틴캡슐 등				
	① 100mg	1	3	3	부작용이 없다면 ②
	② 300mg	1	3	7+α	

Pregabalin

Gabapentin과 유사하게 지속성 신경병성 통증에 효과를 보이는 약물입니다. Gabapentin에 효과를 보이지 않거나 부작용을 보이는 경우, Pregabalin으로 교체할 수 있습니다. 역시 서서히 증량해야 부작용을 줄일 수 있습니다.

성분명	용량	1회 투여량	1일 투여 횟수	총 투약일수	용법
Pregabalin	[상품명] 리리카, 뉴리카, 리리베아, 카발린, 프레갈 등				
	① 25mg	1	2	3	부작용이 없다면 ②
	② 50mg	1	2	7+α	

② 삼환계 항우울제(Tricyclic antidepressants, TCA)

삼환계(TCA) 항우울제는 저용량 투여 시, 만성통증 및 신경병성 통증의 치료에 효과적임이 입증되어 있습니다. 그러나 환자와 일부 약국에서는 치과에서의 항우울제 처방이 익숙하지 않을 수 있습니다. 저자의 경우, 환자에게 설명하고, 처방전에도 '신경병성 통증 조절을 위한 저용량의 TCA 처방'이라는 문구를 기재하는 편입니다. 부작용은 진정, 구강건조, 시야흐림, 체중증가, 소변저류 등이 있습니다.

Amitriptyline

불쾌감각이나 신경통으로 인해 일상생활에 지장을 초래할 경우 처방합니다. 처음에는 취침 전에만 복용하도록 하며, 반응이 좋다면 하루 4회(취침 전 포함)로 증량할 수 있습니다. 고령 환자에게는 Amitriptyline이 아닌, Nortriptyline을 처방하는 것이 좋습니다.

성분명	용량	1회 투여량	1일 투여 횟수	총 투약일수	용법
Amitriptyline	[상품명] 에트라빌정 10mg, 에나폰정 10mg				
	① 10mg	1	1	7+α	취침 시 복용. 반응이 좋다면 ②로 증량
	② 10mg	1	4	7+α	식후 + 취침 시 복용

Nortriptyline

Nortriptyline은 통증 치료 효과는 Amitriptyline에 비해 낮은 편이지만, 부작용이 적으므로 고령 환자에게 보다 안전하게 처방할 수 있습니다. 용량 및 용법은 Amitriptyline과 동일합니다.

성분명	용량	1회 투여량	1일 투여 횟수	총 투약일수	용법
Nortriptyline	[상품명] 센시발정				
	① 10mg	1	1	7+α	취침 시 복용. 반응이 좋다면 ②로 증량
	② 10mg	1	4	7+α	식후 + 취침 시 복용

③ 기타 항경련제

위의 다른 약물로 조절되지 않는 신경통의 경우 Carbamazepine, Oxcarbazepine과 같은 항경련제 투약이 효과적일 수 있습니다. Carbamazepine은 삼차신경통의 1차 선택약으로 삼차신경통을 제외한 다른 신경병증성 통증에서는 일관성 없는 결과를 보이며, Oxcarbazepine 역시 동일합니다. 이 약물들은 부작용이 심한 편이므로 무조건적인 처방을 삼가야 합니다.

Oxcarbazepine

뇌전증 치료약물로 사용되는 항경련제로, 찌르는 듯한 날카로운 신경병증성 통증을 완화시키는 효과가 있습니다. 신경통의 양상이 지속성이 아닌, 갑작스럽게 전기가 통하듯 심한 통증이 수초에서 수분 간 지속되는(episodic, paroxysmal) 신경병성 통증에 사용해 볼 수 있습니다. 유사한 약물로 아래에 소개할 Carbamazepine에 비해 부작용이 적은 편이지만, 장기투여 시 혈액학적 부작용이 나타날 수 있으므로 3개월 단위로 혈액검사를 시행해야 합니다. 삼차신경통에는 Carbamazepine이 1차 선택약이며 급여로 처방이 가능하지만, Oxcarbazepine은 급여 처방은 불가능하나 부작용이 덜한 편이므로 Carbamazepine보다 우선적으로 처방을 고려할 수 있습니다.

성분명	용량	1회 투여량	1일 투여 횟수	총 투약일수	용법
Oxcarbazepine	[상품명] 트리렙탈필름코팅정, 트립탈정, 옥사제핀정 등				
	① 150mg	1	2	7	부작용이 없다면 ②
	② 300mg	1	2	7+α	

Carbamazepine

Carbamazepine은 삼차신경통의 약물치료 시 1차 선택약에 해당합니다. 손상된 감각신경의 지배 부위에 삼차신경통과 같이 예리하고 국소적으로 찌르는 듯한 신경병증성 통증을 보일 경우 위의 Oxcarbazepine 대신 처방할 수 있습니다.

Carbamazepine 역시 혈액학적 부작용의 모니터링을 위해 3개월 단위로 혈액검사를 시행해야 합니다.

성분명	용량	1회 투여량	1일 투여 횟수	총 투약일수	용법
Carbamazepine	[상품명] 테그레톨정, 카마제핀씨알정, 아트레톨씨알정, 에필렙톨씨알정, 카르마인씨알정 등				
	① 200mg	0.5	2	7	부작용이 없다면 ②
	② 200mg	1	2	7+α	

④ 기타 약물

Acetaminophen/Tramadol

Tramadol은 신경병증성 통증을 포함한 대부분의 통증에 효과를 보이는 강력한 진통제입니다. Acetaminophen 단독 투여는 신경통에 효과적이지 않지만, Acetaminophen/Tramadol 복합제제는 신경병증성 통증 완화에 효과적입니다. Tramadol은 아편과 유사한 구조의 약물이지만, 의존성이 낮아 아직 마약류로 분류되지는 않았습니다. 그러나 장기투여 시 의존성이 발생 가능하므로 통증이 심할 경우에만 복용하게끔 합니다.

성분명	용량	1회 투여량	1일 투여 횟수	총 투약일수	용법
Acetaminophen / Tramadol	[상품명] 울트라셋정, 울트라셋세미정, 래피셋정, 래피셋세미정 등 [부작용] 오심, 구토, 변비, 졸림, 어지러움, 경련 등				
	① 162.5 /18.75mg	1	2	5	필요시 복용. 충분하지 않은 경우 ②로 증량
	② 325 /37.5mg	1	2	5	필요시 복용

⑤ Capsaicin cream

Capsaicin 성분의 크림을 신경통이 나타나는 부위에 국소도포 시, 통증 완화 효과를 기대할 수 있습니다. 처음에는 화끈거리는 느낌이 강하지만 점점 감각이 둔해집니다. 연고제의 형태로, 다른 약물들에 부가하여 처방합니다.

[상품명] 다이펜탈 크림 20g
[용 법] 1일 3–4회, 4시간 이상 간격을 두고 국소도포 후 완전히 흡수될 때까지 문지릅니다.

⑥ Lidocaine patch

신경병증 통증 완화를 위해 이용되는 전문의약품입니다. 얼굴 부위는 패치가 잘 떨어지기도 하고, Capsaicin 크림에 비해 주의사항이 많은 편이므로 즐겨 처방하지는 않습니다.

[상품명] 카인탑 카타플라스마, 뉴도탑 카타플라스마
[용 법] 1일 1–3매, 최대 12시간 동안 상처나 손상이 없는 피부에서 가장 통증이 심한 부위에 부착합니다.

(3) 처방예

앞서 제시한 감각신경 손상 시 처방하는 약물과 함께 신경병성 통증 치료를 위한 약물을 추가로 처방합니다.

- Gabapentin (부작용 시 Pregabalin) + Capsaicin 연고 +/− Amitriptyline (고령 환자는 Nortriptyline)
- 통증이 심한 경우 Acetaminophen/Tramadol 복합제제를 추가로 처방합니다.

성분명	상품명 예시	1회 투여량	1일 투여 횟수	총 투약일수	용법
감각신경 손상이 의심되는 경우					
Prednisolone 5mg	소론도정	6T	2	7	신경손상 초기에만 투여
Methylcobalamin 0.5mg	엠코발500㎍캡슐, 파마메코발라민정	1	3	7+α	장기투여 가능
Ginkgo biloba 80mg	기넥신에프정, 세보칸정	1	2	7+α	장기투여 가능 (혈액순환개선제로 술전 복용 중단 설명)
신경병성 통증이 동반되는 경우 아래 약물을 선택하여 추가 처방					
Gabapentin*	① 뉴론틴캡슐 100mg, 가바페닌캡슐 100mg	1	3	3	부작용이 없다면 ②로 증량
	② 뉴론틴캡슐 300mg, 가바론캡슐 300mg	1	3	7+α	장기투여 가능
Amitriptyline	① 에트라빌정 10mg	1	1	7+α	일상생활에 지장이 있는 통증의 경우, 취침 시 복용. 효과가 있다면 ②로 증량
	② 에트라빌정 10mg	1	4	7+α	식후 + 취침 시 복용
Capsaicin cream	다이펜탈 크림 20g	1	1	1	1일 3-4회, 4시간 간격으로 피부에 도포
Acetaminophen/ Tramadol	울트라셋세미정, 파라마셋세미정	1	2	5	통증이 심할 경우 복용 (PRN)

* Gabapentin에 효과가 없거나 사용 불가한 경우
Pregabalin → Oxcarbazepine → Carbamazepine 순으로 약제를 변경하며 경과를 관찰합니다.

(4) 급여기준

급여 기준은 변경될 수 있으므로 아래의 내용은 참고하시되, 정확한 정보는 건강보험심사평가원을 통해 확인하는 것이 좋습니다. 관련된 상병명은 67p의 〈상병코드 및 상병명〉 표를 참고하시기 바랍니다.

- Amitriptyline, Nortriptyline은 턱관절 장애로 인한 만성통증 시 급여에 해당하며, 신경병증성 통증에 투여 시에도 급여 항목에 해당합니다.
- Gabapentin의 경우 삼차신경통 진단 후 1차 처방 약제(Carbamazepine)에 반응하지 않거나 부작용으로 사용이 어려운 경우에만 급여에 해당하며, 그 외의 경우는 환자전액부담으로 처방해야 합니다. Pregabalin은 급여에 해당하지 않습니다. Gabapentin과 Pregabalin은 각각 오리지널 약명인 뉴론틴과 리리카로 더 잘 알려져 있으며, 현재는 수많은 제네릭 약품이 출시되어 있습니다.
- Carbamazepine과 Oxcarbazepine은 신경병성 통증에는 급여 혜택을 받지 못하기 때문에 환자전액부담에 해당합니다.

3) 안면마비

안면마비는 특별한 원인 없이 갑작스럽게 발병하는 경우가 많습니다. 몸이 피곤하거나, 과도한 스트레스를 받은 경우, 또는 찬바람을 많이 쏘인 경우 안면마비가 발생할 수 있고 각종 검사를 해도 별다른 이상이 없는 경우가 많습니다. 드물긴 하지만 치과치료 이후에 안면마비가 발생할 수 있는데, 이러한 경우에도 치과치료로 인해 안면마비가 발생하였다고 직접적으로 단정할 수는 없습니다. 그러나 안면마비를 치료하기 위한 약물치료 프로토콜은 숙지하고 있는 것이 필요합니다. 특별한 원인 없이 발생하는 안면마비를 '벨 마비(Bell's palsy)'라고 합니다. 벨 마비의 환자의 경우 약 80% 이상에서 약물 투여만으로도 치료 효과를 볼 수 있습니다.

(1) 약물치료

약물치료는 스테로이드와 항바이러스제를 복합처방합니다. 여러 연구에 의하면, 안면마비가 헤르페스바이러스와 연관되어 있을 가능성이 있으므로 스테로이드 단독 요법에 비해 항바이러스제와 복합처방 시 보다 좋은 결과를 얻을 수 있다고 합니다. 눈꺼

풀이 잘 감기지 않아 눈의 합병증이 발생할 수 있으므로 인공눈물 및 안연고를 반드시 사용하도록 합니다.

상병명 및 상병코드: [H04.11] 건성안증후군
인공눈물 및 안연고 처방이 필요한 경우, 위 상병을 넣고 내역에 '안면마비에 의한 건성안증후군' 메모를 남기도록 합니다.

(2) 처방예

※ 항바이러스제 처방 시, Famciclovir는 Acyclovir에 비해 복용 빈도가 적어 편리하지만, 750mg 기준 한 알당 약 1만 원 내외로 상대적으로 비용이 높습니다. 항바이러스제는 안면마비에 급여대상이 아니므로 Famciclovir를 처방한다면 환자에게 이를 고지하는 것이 좋습니다.

성분명	상품명 예시	1회 투여량	1일 투여 횟수	총 투약일수	용법
Prednisolone 5mg 총 2주간 복용	소론도정 ① 1일 총 80mg	8	2	4	①–⑤ 순서로 tapering
	② 1일 총 60mg	6	2	2	
	③ 1일 총 40mg	4	2	2	
	④ 1일 총 20mg	2	2	2	
	⑤ 1일 총 10mg	2	1	4	
Acyclovir 200mg 또는 Famciclovir 250mg	바크락스정, 아시클로버정	2	5	5	1,000–2,400mg for 5 days
	팜비어정, 팜시버정	1	3	7	750mg for 7days
점안액	히아레인미니점안액 0.5mL, 히아루론점안액 0.5mL	60	1	1	눈 건조 시 적용 1박스에 60개입
안연고	타리비드안연고 3.5g, 에펙신안연고 3.5g	1	1	1	취침 전 소량을 이환측 안구에 적용

※ Prednisolone은 15세 미만의 경우 초기용량 1mg/kg으로 처방 후 점점 감량합니다.

4) 상병코드 및 상병명

코드	상병명
G50	삼차신경의 장애, 제5뇌신경의 장애
G50.1	비전형안면통증
G50.8	삼차신경의 기타장애
G50.9	상세불명의 삼차신경장애
S04.3	삼차신경의 손상
G51	안면신경장애, 제7뇌신경의 장애
G51.0	벨마비, 안면마비 NOS
G51.9	상세불명의 안면신경장애

4. 치주질환

치주가 건강한 사람의 치태에는 대부분 그람양성균이 우세하게 존재합니다. 치은염이 진행되면 치태 내 그람양성균의 수가 증가하고, 치은 하방으로 치주염이 진행되면 혐기성 그람음성균의 비율이 높아집니다. 치주질환의 치료를 위해서는 치태조절을 위한 물리적 처치와 함께 적절한 약물치료를 병행할 경우 좋은 치료 효과를 볼 수 있습니다.

여러 논문에 근거하여 항생제요법이 반드시 병행되어야 하는 치주질환의 특징은 다음과 같습니다.

항생제 투여가 필요한 치주질환의 특징

- 적절한 SRP를 시행했음에도 반응을 보이지 않고 부착소실이 진행되는 환자
- 치은연하치태에서 *P. gingivalis* 또는 *A. actinomycetemcomitans* (A.a)검사에 양성반응을 보이는 환자
- 심각한 만성 치주염과 전반적으로 깊은 치주낭을 보이는 환자

물리적인 처치 없이 항생제를 단독으로 사용하는 경우 단기적이고 적은 효과만 나타납니다. 일부에서는 항생제 단독 사용으로 적절한 치료시기를 놓쳐 오히려 증상이 악화되는 사례도 있었으므로, 반드시 물리적 처치가 병행되어야 합니다.

1) 약물치료

과거에는 Tetracycline계 항생제가 치주치료 후 1차 선택약이었습니다. Tetracycline계 항생제는 치주질환의 주요 병원균인 A.a에 효과적이며, 항생제 중 치은열구액 내에서 상대적으로 높은 농도를 보이는 장점이 있습니다. 반감기가 길어 하루 100mg 1회 투여로도 효과적인 것 또한 큰 장점입니다. 그러나 여러 연구 결과, 환자별로 치은열구액 내의 약물 농도 차이가 크고, A.a가 아닌 복합 감염에는 효과가 제한적이라고 알려지면서 사용이 줄어든 실정입니다. 최근에는 치주치료 목적으로 Tetracycline계 항생제를 경구 복용하기보다는 Minocycline 연고를 치주치료 시 국소 적용하거나, 저용량의 경구용 Doxycycline 제제를 치주치료 후 유지관리 단계에서 사용하는 경우가 더 흔한 것 같습니다.

가장 추천하는 경구 항생제요법은 Amoxicillin과 Metronidazole의 복합처방입니다. Metronidazole은 혐기성균 억제에 효과적인 항생제로, 특히 *P. gingivalis*나 *Pr. intermedia*와 관련된 재발성 치주염에 효과적인 것으로 알려져 있습니다. 이 조합 외에 Macrolide계 항생제인 Azithromycin 또한 대체 항생제로 이용할 수 있습니다. Azithromycin은 항균 효과 외에 치주질환 관련 염증 완화 작용을 보여 임플란트 주위염 치료를 위해 처방하기도 합니다.

※ 치주염에 대한 외과적 처치 후 항생제 투여 시, Azithromycin 이외의 항생제요법은 투여기간이 최소 1주일 이상이어야 약효를 기대할 수 있으므로, 지나치게 단기간 처방하지 않도록 주의해야 합니다.

성분명	상품명 예시	1회 투여량	1일 투여 횟수	총 투약일수	용법
아래 항생제 목록 중 하나를 선택					
추천 항생제요법					
Amoxicillin 500mg + Metronidazole 250mg	키목신캡슐 + 후라시닐정	1	3	10–14	
		1	3	10–14	
Azithromycin 250mg	지스로맥스정	2	1	4–7	
경구용 Tetracycline계 항생제					
Doxycycline 100mg	모노신정	1	1–2	10–14	초회 200mg 투여, 이후 1일 100mg 가능
Minocycline 50mg	미노씬캡슐	2	1–2	10–14	
기타 처방 가능한 항생제					
Amoxicillin Clavulanate	맥시크란정	1	3	8	감염 정도에 따라 375mg 또는 625mg
Clindamycin 150mg	네오타신 캡슐	1	4	8	
Clarithromycin 500mg	클래리시드정	1	2	8	

2) 인사돌과 이가탄

소위 치주질환 보조치료제로 치주치료를 병행하며 복용할 경우 유익한 효과를 기대할 수 있습니다. 그러나 마치 이 약물을 복용하면 치료를 받지 않아도 치주질환이 자연 치유될 거라고 생각하는 환자도 심심치 않게 보았으므로 적절한 고지가 필요합니다. 매니아층이 두터운 약물인 만큼 처방을 요청하는 소요가 제법 있기 때문에 대표적인 두 가지 약물에 대해 간략히 정리해 보겠습니다.

인사돌

옥수수불검화추출물 성분의 생약제제이며 일반의약품입니다. 옥수수불검화추출물의 핵심성분은 β-sitosterol로, 여러 식물에서 발생하는 식물성 스테롤의 일종이며, 항염증, 항산화, 항균, 콜레스테롤 감소, 혈관재생 촉진 등의 효과가 있습니다. 1개월 이상 복용한 후에도 증상 개선이 없을 경우, 치과의사의 판단 하에 복용 중단을 고려합니다. 3개월 이상 장기 복용하면 부작용이 발생할 수 있으므로 주의해야 합니다. 하루 세 번 식전에 경구투여 합니다.

이가탄

리소짐염산염 30mg, 카르바조크롬 2mg, 비타민C와 E 등의 복합제제로, 역시 일반의약품에 해당합니다. 리소짐염산염은 소염 작용, 비타민C와 E는 콜라겐 합성 촉진 효과, 카르바조크롬은 잇몸 출혈 완화 효과를 보입니다. 1개월 이상 복용한 후에도 증상의 개선이 없다면, 복용을 중단시키는 것이 좋습니다. 이유 없이 장기 복용하는 것은 근거가 없기 때문에 추천하지 않습니다. 하루 세 번 식후 복용합니다.

3) 저용량 Doxycycline 요법

치주조직 재생을 위한 저용량의 Doxycycline 요법(Subantimicrobial dose of doxycycline)은 여러 연구를 통해 효과가 입증되었습니다. Doxycycline을 20mg 저용량으로 투여할 경우, 치주낭 깊이 감소 및 치주조직 파괴 방지 효과를 보입니다. 저용량 Doxycyline은 Tetracycline에 비해 흡수율이 높아 장내 세균총에 대한 영향이 적고, 소화기관 내 부작용이 적습니다. 따라서 치주염 치료가 완료된 후에도 유지기간에 3개월간 장기투여하면 좋은 효과를 기대할 수 있습니다.

[상품명 및 용법] 덴티스타캡슐, 1C, bid
[상병명] K05.30 만성단순치주염(치조골 소실이 수평적으로 발생하는 경우, 단순치주염에 해당)
※ K05는 치주질환 관련 상병이며, K05.2는 급성, K05.3은 만성상병코드에 해당합니다.

4) 처방예

성분명	상품명 예시	1회 투여량	1일 투여 횟수	총 투약일수	용법
치주치료 기간					
Amoxicillin 500mg + Metronidazole 250mg	파목신캡슐, 아목시실린캡슐	1	3	10–14	
	+ 후라시닐정	1	3	10–14	
Naproxen 275mg	아나프록스정, 나프록소정	1	1	5	초기 통증 심할 경우 1일 차 하루 2회 복용
0.12% Chlorhexidine gargle 100mL	헥사메딘액, 헥시딘가글액	1	1	1	1일 3회 2주간 사용
이후 유지 관리 기간					
Doxycycline 20mg	덴티스타캡슐	1	2	14+α	주기적으로 내원, 관찰하며 3개월간 투여

※ 비타민 B 복합제가 치주질환이나 구내염 등에 도움이 됩니다. 비급여이므로 굳이 처방하기보다는 환자에게 비타민 복합제제를 함께 복용하면 치유에 도움이 된다고 알려주는 편이 좋습니다.

5) 상병코드 및 상병명

코드	상병명
K05.20	동이 없는 잇몸 기원의 치주농양
K05.21	동이 있는 잇몸 기원의 치주농양(치근활택, 약처방)
K05.22	급성 치관 주위염(약처방 가능)
K05.28	기타 명시된 급성 치주염(치근활택, 약처방)
K05.30	만성 단순 치주염
K05.31	만성 복합 치주염
K05.32	만성 치관 주위염

5. 치과치료와 관련된 상악동염

이 책에서는 다양한 상악동염 중에서도 치아·치주질환 및 치과치료와 관련된 치성 상악동염, 그중에서도 특히 세균에 의한 경우를 다루고자 합니다.

1) 약물치료

상악 구치부 임플란트 식립, 상악동 거상술 등의 수술 후 상악동염이 발생할 수 있습니다. 상악동 내부에 세균감염이 발생하였다면 감염의 원인이 되는 치과적 문제를 해결함과 동시에 항생제를 투여해야 합니다. 그러나 이보다 더 중요한 것은 바로 염증으로 인해 부어오른 상악동 점막을 회복시키고, 점막 표면에서 점액섬모청소(mucociliary clearance)를 활발하게 함으로써 상악동 내부의 노폐물이 자연공(natural ostium)을 통해 원활하게 배출될 수 있도록 만들어주는 것입니다.

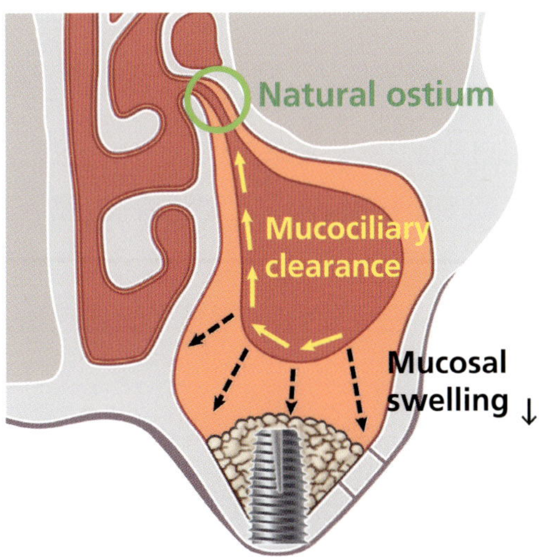

치성 상악동염의 약물치료를 위한 기본 전략
점막부종의 감소, 점액섬모청소 활성화, 자연공을 통한 노폐물 배출

상악동염 환자에게 약물처방 시 잊지 말아야 할 점은 바로 상악동이 호흡기계의 일부라는 것입니다. 따라서 호흡기질환 치료에 사용되는 일부 약물을 사용하면 좋은 결과를 얻을 수 있습니다. 상악동염 치료를 위한 약물에 대해서는 이비인후과나 소아과 의

사들 사이에서도 이견이 있습니다. 이 책에는 종합된 연구 결과와 저자의 경험을 종합하여 추천하는 약물에 대해 기술하였습니다.

임상 꿀팁

치과 질환 및 치료와 관련되어 발생한 상악동염의 약물치료를 위한 기본개념은 다음과 같습니다.

- 치성 상악동염의 원인이 되는 치과적 문제를 치료합니다.
- 상악동염의 원인인 세균을 억제하는 약물을 사용합니다.
- 자연공(natural ostium)을 개방시킬 수 있는 약물을 사용합니다.
- 상악동의 점액섬모청소(mucociliary clearance) 기능을 촉진시킬 수 있는 약물을 사용합니다.
- 호흡기 질환을 치료하는 약물을 사용합니다.

① 항생제

급성 상악동염의 경우 1–2주, 만성 상악동염의 경우 3–4주간의 항생제 장기투여가 필요합니다. 항생제의 장기투여가 상악동 섬모운동을 촉진시킨다는 연구 결과도 있습니다. 또한 증상이 호전된 후에도 최소 3–7일간 추가 투여가 필요하므로, 환자의 협조도를 위해 미리 충분히 설명하는 것이 좋습니다. 항생제를 투여함에도 불구하고 약 3–4일 이내에 증상이 호전되지 않거나 항생제로 인한 부작용이 심하면 항생제를 교체해야 합니다.

- 1차 선택약은 Amoxicillin 또는 Amoxicillin Clavulanate입니다. 투여 시작 후 며칠 내로 증상이 호전되지 않는다면, 다음과 같은 순서로 항생제를 교체할 수 있습니다.
- 2차 선택약으로 Clarithromycin을 추천합니다. 이는 Amoxicillin과 유사한 항균범위를 가질 뿐 아니라 항염증 효과를 보유한 것이 특징입니다. Clarithromycin은 만성 부비동염에서 점막 염증을 크게 감소시킬 수 있는 약제로 보고된 바 있습니다.
- Cefpodoxime은 3세대 세팔로스포린계 항생제로 그람양성균과 음성균을 광범위하게 억제하며, 호흡기계 감염에 효과적으로 사용될 수 있습니다.
- 악취를 동반한 분비물이 관찰될 경우, 혐기성균에 보다 효과적인 Metronidazole

을 추가 처방합니다. Metronidazole은 혐기성균 감염증에서 고용량을 단기간만 사용하는 것이 좋으며, 약 15일 이상 연속하여 복용하는 것은 추천되지 않습니다.

성분명	상품명 예시	1회 투여량	1일 투여 횟수	총 투약일수
Amoxicillin 500mg	파목신캡슐, 에이씰린캡슐	1	3	7
호전 없을 시 교체 ① Amoxicillin Clavulanate 625mg	오구멘틴정, 아클란정	1	3	7
교체 ② Clarithromycin 250mg	클래리시드필름코팅정, 클라리스정	1	2	7
교체 ③ Cefpodoxime 100mg (3세대)	바난정, 세파난정	1	3	7
악취 동반 분비물 관찰 시 추가				
Metronidazole 250mg	후라시닐정	2	3	5

② 진해거담제

진해거담제는 부비동을 포함한 호흡기 점막에서 분비되는 분비물의 점도를 묽게 하여 자연공으로 쉽게 배출되도록 합니다. 처방 가능한 진해거담제는 Erdosteine, Acetylcysteine, 그리고 Ambroxol 등이 있습니다.

※ 아래의 목록 중 하나를 선택하여 처방합니다.

성분명	상품명 예시	1회 투여량	1일 투여 횟수	총 투약일수
Erdosteine 300mg	엘도스캡슐, 엘부날캡슐	1	3	7
Acetylcysteine 200mg	뮤테란캡슐, 후루케어캡슐	1	3	7
Ambroxol 30mg	뮤코펙트정, 암브렉트정	1	3	7

③ 비충혈제거제(또는 비점막수축제)

비충혈제거제는 자연공 주변의 비후된 점막을 수축시킴으로써 자연공을 넓히고, 부비동의 환기와 배액을 촉진하는 효과가 있습니다. 그러나 상악동 점막을 구성하는 섬모의 배출운동, 즉 점액섬모청소(mucociliary clearance)를 억제하고 점막으로 공급되는 혈류를 감소시켜 항생제 효과를 떨어뜨린다는 의견도 있습니다.

성분명	상품명 예시	1회 투여량	1일 투여 횟수	총 투약일수	용법
Pseudoephedrine 60mg	슈다페드정, 코슈정	1	3	5	
Pseudoephedrine 60mg/ Triprolidine 2.5mg (항히스타민제와 복합제)	액티피드정, 알비코정	1	3	5	환자가 기존에 알레르기성 비염이 있거나, 현재 후비루가 있는 경우 선택

※ Pseudoephedrine은 60세 이상의 고령자나 심혈관계 질환, 위궤양, 당뇨, 녹내장 등이 있는 환자들에게는 적합하지 않을 수 있으며, 운동선수에서는 경기 중 복용 금지 약물 중 하나입니다.

Pop-up Q&A

Q. **상악동염 환자에게 항히스타민제 별도 처방이 필요할까요?**

A. 논란의 여지가 있으나 개인적으로는 불필요하다고 생각합니다. 알레르기에 의한 상악동염의 경우 항히스타민제 투여가 증상 완화에 매우 효과적일 수 있습니다. 그러나 불편한 정도의 콧물을 동반하는 상악동염이라면 모를까, 그렇지 않은 경우 상악동과 관련된 치과 술식 및 질환에 대해 항히스타민제를 사용하는 것은 관행적인 처방이라는 생각이 듭니다. 항히스타민제는 상악동 내 점액의 점도를 증가시켜 자연공 주변으로 분비물 배출을 어렵게 할 수 있고, 이는 오히려 상악동염 치료에 좋지 않은 영향을 미칠 수 있다고 봅니다.

④ 소염진통제

NSAIDs를 투여하여 상악동 점막의 염증으로 인한 부종을 감소시켜 좁아져있거나 막힌 자연공이 개방되는 효과를 기대할 수 있고, 이를 통해 상악동의 항상성이 회복될 수 있습니다.

※ 아래의 목록 중 하나를 선택하여 처방합니다. 위에서부터 아래로 갈수록 큰 항염증 효과를 기대할 수 있습니다.

성분명	상품명 예시	1회 투여량	1일 투여 횟수	총 투약일수
Ibuprofen 400mg	부루펜정, 다이야펜정	1	3	7
Naproxen 275mg	아나프록스정, 아낙스정	2	1–2	7
Aceclofenac 100mg	에어탈정, 아세크론정	1	2	7
Meloxicam 7.5mg	모빅캡슐, 록시캄캡슐	1	1–2	7
Celecoxib 200mg	쎄레브렉스캡슐, 쎄레브이캡슐	1	1–2	7
Loxoprofen 60mg	록소닌정, 록페린정	1	2–3	7

⑤ 비강 생리식염수 세척

점막의 습도를 높이고, 점액의 점도를 묽게 하여 배출을 용이하게 하므로 약물치료에 보조적으로 병행하도록 합니다. 1일 2–3회 생리식염수를 이용한 비강 내 세척이 추천됩니다. 약국에서 판매하는 비강 세척용 주사기와 0.9% 관류용 생리식염수를 사용하여 세척합니다.

Pop-up Q&A

Q. 비강 세척 시 수돗물이나 생수를 사용해도 되나요?

A. 안 됩니다. 비강 세척에는 반드시 '관류용 생리식염수'를 사용해야 합니다. 체액과 동일한 농도의 0.9% 생리식염수를 사용하지 않고, 수돗물이나 생수를 사용할 경우 삼투압에 의해 비강과 상악동 점막이 부어올라 상악동염이 더욱 악화될 수 있습니다. 약국에서 판매하는 증류수나 정제수도 체액과 동일한 농도가 아니므로 동일한 이유로 비강 내에 적용해서는 안 됩니다. 생리식염수 중에서도 렌즈 세척용은 방부제가 함유되어 있기 때문에 부적절합니다.

2) 처방예

초진 시 처방전

성분명	상품명 예시	1회 투여량	1일 투여 횟수	총 투약일수
Amoxicillin 500mg	파목신캡슐, 에이씰린캡슐	1	3	7
Metronidazole 250mg	후라시닐정	2	3	5
Erdosteine 300mg	엘도스캡슐, 엘부날캡슐	1	3	7
Pseudoephedrine 60mg	슈다페드정, 코슈정	1	3	5
Aceclofenac 100mg	에어탈정, 아세탈정	1	2	7
Artemisia Herb 95% ethanol ext. 60mg	스티렌정, 스토마정	1	2	7
0.9% 관류용 생리식염수	크린클관류제	1	1	1

1주일 후 2차 진료 후 처방전

성분명	상품명 예시	1회 투여량	1일 투여 횟수	총 투약일수
Amoxicillin 500mg	파목신캡슐, 에이목스캡슐	1	3	14
Erdosteine 300mg	엘도스캡슐, 엘도인캡슐	1	3	14
Aceclofenac 100mg	에어탈정, 아세크론정	1	2	14
Artemisia Herb 95% ethanol ext. 60mg	스티렌정, 아미스정	1	2	14
0.9% 관류용 생리식염수	크린클관류제	1	1	1

3) 상악동염을 예방하기 위한 임플란트 시술 후 처방

상악 구치부에 임플란트를 식립하거나 상악동 거상술을 시행하는 과정에서 상악동 점막을 천공시키지 않은 경우에도 급성 상악동염이 발생할 수 있으며, 발생 확률은 약 1% 정도로 알려져 있습니다.

- 술후 상악동염 예방을 위해서는 비충혈제거제 투여가 도움이 될 수 있습니다. 다만 섬모기능의 억제 및 상악동 점막의 혈류 감소를 최소화하기 위해 단기간만 투여합니다.

- 상악동거상술 시행 후 상악동 점막의 부종이 발생하며 그 정도는 술후 약 7일경에 최대가 되므로, 소염효과를 위해 NSAIDs를 사용하는 것이 좋습니다.
- NSAIDs 처방 시 위장관 보호를 위한 PPI는 약물 관련 임플란트 실패와 관련되어 있으므로 위장관 약제 처방 시 다른 약물을 처방합니다.

처방예

성분명	상품명 예시	1회 투여량	1일 투여 횟수	총 투약일수	비고
Amoxicillin Clavulanate 625mg	오구멘틴정, 티라목스정	1	3	5	
Acetaminophen 500mg	타이레놀정, 아세트아미노펜정	2	3	5	
Ibuprofen 400mg	부루펜정, 다이야펜정	1	3	10	술후 예상되는 불편감의 정도에 따라 NSAIDs 선택 – Naproxen, Aceclofenac, Meloxicam, Celecoxib, Loxoprofen 중 택일
Artemisia Herb 95% ethanol ext. 60mg	스티렌정, 위티렌정	1	2	10	Celecoxib를 처방하는 경우 불필요
Pseudoephedrine 60mg	슈다페드정, 슈도에페드린정	1	3	3	수술 후 단기간만 복용
Erdosteine 300mg	엘도스캡슐, 엘부날캡슐	1	3	5	진해거담제 Acetylcysteine, Ambroxol로 변경 가능
0.12% Chlorhexidine gargle	클로르헥시딘액, 헥시딘가글액	1	1	1	하루 3회 가글

※ 상악동 점막이 손상된 경우 항생제 투약기간을 연장할 필요가 있으므로 위의 약물 중 항생제만 10일을 처방합니다.

4) 상병코드 및 상병명

상악동염 관련 상병명 및 코드는 다음과 같습니다.

코드	상병명
J01.0	급성 상악동염
J01.9	상세불명의 급성 부비동염
J32.0	만성 상악동염
J32.9	상세불명의 만성 부비동염

6. 턱관절질환

턱관절질환은 발생 원인이 다양하고, 환자가 보유한 여러 가지 소인이 복합적으로 작용하는 질환입니다. 치료는 통증 감소, 턱관절기능 정상화 및 재발 방지를 초점에 두어 이루어져야 합니다. 꾸준한 환자 상담 및 교육, 물리치료, TMJ 도수조작, 약물치료 및 장치치료 등의 보존적 치료를 통해 턱관절질환의 약 95%를 치료할 수 있다고 알려져 있습니다.

모든 약물치료가 그러하지만, 턱관절질환은 특히 약물처방에 정답이 없습니다. 다음의 큰 틀을 기억하며, 질환의 정도 및 증상에 따라 적절하게 약물을 조합하여 처방합니다.

- 턱관절질환의 치료 약물로는 NSAIDs, 스테로이드, 근이완제, 항우울제, 항불안제, 항생제 등이 있습니다.
- 심한 근육통이나 근경련이 있는 경우 교근 및 측두근의 보툴리눔 톡신 주사치료가 도움이 됩니다.
- 급성 통증 조절을 위해 항불안제 투여가 도움이 되며 스테로이드를 상관절강 내에 주사하는 것도 효과적입니다. NSAIDs와 근이완제는 급성 및 만성 모두에서 도움이 됩니다.
- NSAIDs와 근이완제로 완화되지 않는 만성통증의 경우, TCA 항우울제를 추가 투여할 수 있습니다.
- 항생제 투여가 턱관절질환의 치료에 도움이 되는 경우도 있습니다.

6개월 이상의 적극적인 보존적 치료에도 호전되지 않는다면 추가적인 영상 검사나 외과적 처치가 필요할 가능성이 있으므로 턱관절질환 치료를 전문으로 하는 치과나 상급 치과의료기관으로 의뢰하는 것이 좋습니다.

1) 기본처방 약물군

약물처방 후 1-2주 간격으로 투약에 따른 경과를 확인하고, 환자 상담과 물리치료, 장치 치료 등 다른 치료 요법을 병행하여 지나치게 약물치료에만 의존하지 않도록 해야 합니다.

① NSAIDs 및 진통제

Aceclofenac은 Diclofenac과 유사한 semi-selective NSAIDs에 해당하는 약물로, Diclofenac보다 통증 완화 효과는 우수하면서 위장관 부작용의 빈도는 적은 장점이 있습니다. Celecoxib, Zaltoprofen과 같은 Selective NSAIDs는 위장관 부작용은 훨씬 적으나, 혈전형성 및 심혈관질환 위험도를 증가시킬 수 있어 주의가 필요합니다. 통증이 심한 경우 언급한 NSAIDs 중 하나에 Acetaminophen을 추가로 투여하거나, Acetaminophen/Tramadol 복합제를 처방하여 필요시 복용(PRN)하도록 합니다.

성분명	상품명 예시	1회 투여량	1일 투여 횟수	총 투약일수	용법
다음 중 하나를 처방					
Aceclofenac 100mg	에어탈정, 아리펜정	1	2	14	-
Celecoxib 200mg	쎄레브렉스캡슐, 세레브캡슐	1	1	14	100mg bid 처방 가능
Zaltoprofen 80mg	솔레톤정, 잘토프로펜정	1	3	14	-
통증이 심한 경우 다음 중 하나를 추가 처방					
Acetaminophen 325mg	타세놀8시간 이알서방정	1	3	14	-
Acetaminophen 162.5mg / Tramadol 18.75mg	울트라셋세미정, 아라펜세미정	1	3	7	통증 심할 경우 복용 (PRN)

② 근이완제(skeletal muscle relaxants, SMR)

근이완제는 주로 급성 및 만성 턱관절질환의 통증 완화에 도움이 됩니다. 특히 급성 근육통에 NSAIDs와 함께 사용할 경우 근이완제를 단독으로 사용하는 것보다 효과적입니다. 턱관절질환에 사용되는 근이완제는 진정효과에 의해 근긴장도를 완화시키나, 졸림과 어지러움 등도 흔히 나타날 수 있으므로 처방 시 환자에게 이에 대해 고지하는 것이 좋습니다. 주간에 졸림과 어지러움으로 인해 일상생활에 제한이 있다면 자기 전 1정만 복용하게 할 수 있습니다.

※ 다음의 약물 중 하나를 선택하여 처방합니다.

성분명	상품명 예시	1회 투여량	1일 투여 횟수	총 투약일수
Tizanidine 1mg	티자리드정, 솝튼정	1	3	7
Eperisone 50mg	뮤렉스정, 엑소페린정	1	3	7
Cyclobenzaprine 10mg	시클펜정	1	3	7
Afloqualone 20mg	아로베스트정, 미아론정	1	3	7

③ 스테로이드

과두를 촉진 시 압통을 호소하거나 갑작스러운 통증을 동반한 교합변화가 관찰되는 경우 상관절강에 스테로이드를 주사하거나 경구 스테로이드를 복용하면 증상 완화에 도움을 줄 수 있습니다. 물론 세균감염의 증거가 없는 경우에 한하여 스테로이드 사용을 고려하며, 스테로이드 사용의 금기증에 해당하는 경우인지 확인해야 합니다.

성분명	상품명 예시	1회 투여량	1일 투여 횟수	총 투약일수	용법
Dexamethasone 5mg/mL 또는	덱사메타손 주사액	1앰플	1	1	이환측 턱관절의 상관절강에 주사액 1mL를 주사
Prednisolone 5mg	소론도정	1	3	3	–

④ 항불안제

과도한 정서적 스트레스 및 수면장애는 턱관절 장애의 기여요인이므로, 위의 처방으로 증상이 완화되지 않을 경우, 보조요법으로 벤조디아제핀계(Benzodiazepines) 항불안제 처방을 고려합니다. 다만 의존성이 나타날 수 있으므로 단기간만 사용해야 합니다. 취침 전 투여 후 다음날 무기력증, 피로 등이 나타날 수 있습니다.

성분명	상품명 예시	1회 투여량	1일 투여 횟수	총 투약일수	용법
Diazepam 2mg 또는 Clonazepam 0.5mg	디아제팜정	1	1	7	취침 전 복용
	리보트릴정	1	1	7	취침 전 복용

⑤ TCA 항우울제

저용량의 TCA 항우울제를 지속적으로 복용하면 만성통증 감소 효과를 기대할 수 있습니다. 취침 전 우울증 치료 용량의 1/10–1/20에 해당하는 저용량을 복용합니다. 앞서 제시한 처방으로도 증상이 조절되지 않는 경우, 처방을 고려할 수 있습니다. 취침 전 복용 후 다음 날 오전까지 졸음이 이어진다면, 저녁 식사 후 복용으로 변경 가능합니다. 고령의 환자에게는 Amitriptyline이 금기이므로, Nortriptyline을 선택해야 합니다. 턱관절장애로 인한 만성통증에 Amitriptyline과 Nortriptyline을 처방하는 경우 급여항목에 해당합니다.

성분명	상품명 예시	1회 투여량	1일 투여 횟수	총 투약일수	용법
Amitriptyline 10mg 또는 Nortriptyline 10mg	에트라빌정, 에나폰정	1	1	7	취침 전 복용
	센시발정	1	1	7	취침 전 복용

임상 꿀팁

간혹 약국에서 치과에서 우울증 약을 처방했다며 확인을 요청하는 전화가 오는 경우가 있으므로 '만성 턱관절 통증 조절을 위한 저용량의 TCA 처방'임을 처방전에 별도로 기재하는 것이 좋습니다.

⑥ 항생제

턱관절질환에 항생제 치료를 시행하면 증상 완화에 도움이 되는 경우가 있습니다. 바로 턱관절에 발생하는 세균성 감염, 즉 septic arthritis로 인한 경우가 그에 해당합니다.

급성으로 발생한 경우에는 갑작스러운 편측 구치부 개교합 및 개구제한과 함께 턱관절 주변의 열감, 부종 및 압통 등 일반적인 감염의 증상을 보입니다. 그러나 만성화되면 턱관절에 경도의 불편감만을 호소하므로 항생제 필요 여부를 판단하기 어려운 경우가 많습니다. 만약 하악과두 표면의 침식(erosion)이나 불규칙한 관절면이 관찰된다면 만성 septic arthritis 가능성을 고려하여 항생제를 처방하는 것이 좋습니다.

턱관절의 septic arthritis에 관여하는 주요 병원균종은 황색포도상구균(*Staphylococcus aureus*)과 연쇄상구균(*Streptococcus*)이 대표적이며, 항생제는 골 감염과 관절 감염에 효과적인 Cephalexin을 우선적으로 선택합니다.

성분명	상품명 예시	1회 투여량	1일 투여 횟수	총 투약일수	용법
Cephalexin 500mg 또는 Amoxicillin Clavulanate 625mg	메섹신캡슐, 팔렉신캡슐	2	3	7	우선 선택
	오구멘틴정, 크라몬정	1	3	7	–

임상 꿀팁

턱관절이 아픈데 치과에서 항생제를 처방받았다며 문의를 주시는 경우가 있습니다. 따라서 항생제 복용이 필요하다고 판단된다면 환자분께 미리 설명을 드리는 것이 좋습니다.

2) 처방예

아래 표는 예시이며, 위에서 제시한 기본처방 약물군 목록 안에서 상호 대체해 가며 환자에게 효과적인 약물을 찾아가는 과정이 필요합니다.

분류	성분명	상품명 예시	1회 투여량	1일 투여 횟수	총 투약일수	비고
NSAIDs	Aceclofenac 100mg	에어탈정, 클란자정	1	2	14	
소화성 궤양용제	Esomeprazole 20mg	넥시움정, 넥시프라정	1	1	14	
근이완제	Tizanidine 1mg	티자리드정, 솝튼정	1	3	7	
추가 진통제	Acetaminophen 162.5mg / Tramadol 18.75mg	울트라셋세미정, 아라펜세미정	1	3	7	심한 통증이 있는 경우 복용 (PRN)
스테로이드	Dexamethasone 5mg/mL	덱사메타손 주사액	1앰플	1	1	관절통이 심한 경우 이환측 턱관절의 상관절강에 1mL를 주사
항불안제	Clonazepam 0.5mg	리보트릴정, 클로나제팜정	1	1	7	불안을 호소하거나 불면증이 있는 경우 추가 처방, 취침 전 복용
항우울제	Amitriptyline 10mg	에트라빌정, 에나폰정	1	1	7	3개월 이상의 만성통증의 경우 추가 처방, 취침 전 복용
항생제	Cephalexin (Cefalexin) 500mg	메섹신정, 케파신캡슐	2	3	7	골관절염이 의심되는 경우 추가 처방

3) 상병코드 및 상병명

코드	상병명
K07.60	턱관절 내장증
K07.61	턱관절잡음
K07.62	턱관절의 재발성 탈구 및 아탈구
K07.63	달리 분류되지 않은 턱관절의 통증
K07.64	달리 분류되지 않은 턱관절의 경직
K07.65	턱관절의 퇴행성 관절병
K07.66	저작근의 장애
k07.68	기타 명시된 턱관절장애
k07.69	상세불명의 턱관절장애
S03.0	턱의 탈구
S03.4	턱의 염좌 및 긴장

7. 구내염

구내염으로 치과를 찾는 환자들은 흔히 만날 수 있지만 간혹 그 증상이 심하여 굉장한 고통을 호소하는 환자도 있습니다. 구내염으로 인해 식사를 제대로 할 수 없고 통증이 너무 심해 병동에 입원하는 경우도 있을 정도입니다. 원내에 연고를 구비해두면 구내염 환자가 내원했을때 즉각적으로 적용해 줄 수 있어 편리합니다. 구내염 증상에 따라 클로로헥시딘 소독 후 연고나 가글액을 처방하거나, 스테로이드 가글 또는 진통제를 처방할 수도 있습니다. 관련된 상병명은 본 챕터의 마지막을 참고하시기 바랍니다.

1) 아프타성 구내염

가벼운 아프타성 구내염은 대부분 일반의약품으로 해결하는 경우가 많으므로, 일반의약품을 먼저 간단히 살펴보겠습니다.

(1) 일반의약품

성분명	원리 및 상품명 예시
① Steroid 성분	스테로이드의 항염증 작용으로 빠른 치유를 돕습니다. 구순포진과 같은 감염성 구내염에는 사용 금기입니다. 오라메디 연고(Triamcinolone), 붙이는 알약 형태의 아프타치정(Triamcinolone), 페리덱스 연고(Dexamethasone) 등이 있습니다.
② 합성 스테로이드를 포함하지 않는 연고	진통 작용을 위한 국소마취제 성분, 살균진정 효과를 가진 Cetylpyridinium chloride (CPC), 또는 Enoxolone과 같은 항염증 작용을 하는 성분 등이 있습니다. Lidocaine이 포함된 페리톡겔 및 키미스타드엔겔, CPC와 Enoxolone 성분의 터치메드연고 등이 있습니다.
③ Policresulen 성분	강산으로 구내염 표면을 소작하여 얇은 딱지를 형성하고, 치유를 촉진합니다. 다만 적용 시 통증이 크고, 치아나 다른 부위에 닿지 않도록 주의가 필요합니다. 알보칠, 페리터치, 오라메칠 등의 제품이 이에 해당합니다.
④ NSAIDs 성분	소염진통제 가글액은 구내염 통증으로 인해 식사가 어려울 때 매우 유용합니다. 탄툼액 또는 아프니벤큐액, 스프레이 타입의 탄툼베르데 등이 있습니다. 모두 일반의약품으로 처방전 없이도 구매 가능하며, 탄툼액의 경우 치은염 등에 100mL까지 보험 처방이 가능합니다.

성분명	원리 및 상품명 예시
⑤ 창상피복재 (구강점막용)	얇은 보호막을 형성하여 상처 부위를 코팅하며, 진정 및 보습 효과가 있습니다. 구내염 적용 시 직접적인 효과는 크지 않으나 다른 제품 사용이 부담스러운 유소아나 임산부, 수유부에게 유용합니다.
⑥ 영양제	구내염이 호발하는 환자라면 위의 약물과 함께 평소에 엽산과 비타민 B12를 보충하도록 교육합니다.

(2) 스테로이드 가글

Prednisolone이나 Dexamethasone을 생수, 식염수 또는 멸균증류수에 섞어 제조 처방할 수 있습니다. 필요에 따라 항균 작용을 위해 Amoxicillin과 같은 항생제를 섞기도 합니다. 가글을 통해 흡수되는 스테로이드의 농도는 극소량이므로 전신적인 부작용은 거의 없지만, 조절되지 않는 당뇨 환자, 심부전, 심한 고혈압, 급성 위궤양 질환, 심각한 우울증이나 다른 정신질환, 진균감염이나 결핵과 같은 세균감염 질환 환자에서는 주의가 필요합니다.

개원가에서 가장 일반적으로 사용되는 것은 소론도 가글이며, Dexamethasone 0.05% 가글은 종합병원에서 주로 사용되고 있습니다. 다음 페이지의 환자용 안내문을 참고하여 이용하시기 바랍니다.

[적응증] 구강내 궤양, 편평태선, 구강작열증후군 등의 치료 및 증상완화

[제조방법]

- Prednisolone 가글액 = 소론도정(5mg) 6T 가루로 처방 + 물 500mL
- 0.05% Dexamethasone 가글액 = Dexamethasone (5mg) 10 앰플 처방 + 멸균증류수 90mL

※ 병소의 2차 감염 우려가 있는 경우, 항균작용을 위해 Amoxicillin 500mg 1T를 함께 희석할 수 있습니다.

※ 다른 경구 복용 약과 함께 처방한다면, 가글 제조용 약은 별도 포장이 필요함을 처방전에 명시해야 합니다.

[환자용 안내문 참고]

Solondo (± Amoxicillin) 가글 용액 안내

제조방법 | 처방받은 가루약을 사용 직전 물 500mL에 희석하여 사용합니다.

보관방법 | 냉장보관이 필요하며, 보관기간은 1개월을 넘지 않도록 합니다.

사용방법 | 1회 약 10mL을 이용하여 3-5분 동안 구강 세척 후 뱉고, 30분 후 반드시 물로 헹굽니다.

사용횟수 | 1일 1-3회

주의사항

※ 사용 후 쓴 맛이 날 수 있습니다.
※ 가글로만 사용해야 하며, 삼키지 않습니다.
※ 사용 후 최소 30분은 음료나 음식 섭취를 삼갑니다.
※ 장기간 사용 시 구강 칸디다증이 생길 수 있으므로 의사의 지시대로 사용하여야 합니다.

(3) 스테로이드 병소내 주사(Intralesional corticosteroid injection)

구강내 궤양으로 인한 통증이 심한 경우, 병소 부위에 스테로이드를 직접 주사하여 증상을 완화시킬 수 있습니다. Triamcinolone을 가장 흔하게 사용하며, Betamethasone 또한 이용 가능합니다. 주의가 필요한 환자군은 앞 장의 〈스테로이드 가글〉에서 설명한 내용과 동일합니다.

[방법]

31G 인슐린 주사기를 이용하여 병소 $1cm^2$ 당 Triamcinolone 주사제(40mg/mL) 약 0.1-0.3mL를 주입합니다. 주사 시 통증이 있으나, 국소마취는 대개 불필요합니다. 병소가 큰 경우 병소의 네 면에 각각 0.1-0.2mL씩 주입할 수 있습니다. 이때, 주입되는 Triamcinolone의 총량이 2mL을 넘지 않도록 해야합니다. 필요시 1주일 후 한 번 더 주입 가능합니다.

[부작용]

즉시 나타날 수 있는 부작용으로 통증, 출혈, 멍, 접촉성 알레르기 반응 등이 있으며, 지연된 부작용으로는 점막의 위축, 병소의 변색, 진균감염 등이 있습니다.

(4) 테트라사이클린 가글

구강 궤양에 세균감염이 발생한 경우, Tetracycline 가글을 이용할 수 있습니다. 자주 사용하지는 않지만, 제조법만 적어두겠습니다.

[제조방법]

Tetracycline (250mg) 1T 또는 Minocycline (50mg) 가루 처방 + 물 180mL과 섞어 사용

[사용방법]

2분간 머금은 후 뱉어내고, 약 30분 후 세척합니다. 1일 3–4회 사용 가능하며, 3일간 사용합니다.

임상 TMI

Magic Mouthwash라고 들어보셨나요? 미국에서 구내염 환자나 항암치료 후 구강 점막염, 작열감 등을 호소하는 환자에게 처방되는 혼합형 가글약을 'Magic Mouthwash'라고 부릅니다. 효과가 매우 좋아 'Magic'이라는 접두어가 붙었다고 합니다. 국소마취제, 항히스타민제, 항생제, 항진균제, 스테로이드, 제산제 등의 여러 약물들을 다양한 방식으로 조합하여 사용하는 것으로, 아예 상품화되어 있는 제품도 있다고 합니다.

2) 소아의 아프타성 구내염

구내염 치료제 대부분이 일반의약품이며, 국소 적용 제품이므로 소아 역시 용법을 지켜 적절하게 사용 가능합니다. 진통제 성분의 가글액(탄툼), 또는 Chlorhexidine gluconate 가글액(헥사메딘)을 처방할 수 있습니다.

임상 꿀팁

페리덱스와 같은 스테로이드 기반의 구내염 연고 역시 국소용이므로 어린이에게 사용 가능합니다. 그러나 유소아의 보호자는 대부분 스테로이드에 대한 거부가 있으므로 구내염이 심하지 않다면 구내용 창상피복재를 보다 추천합니다.

파르나겔과 같이 원내 구비해 두고 환자에게 적용 시 급여 청구가 가능한 제품도 있습니다. 물론 수입을 올리는 항목은 아니나, 원내에서 환자에게 즉각 발라줄 수 무언가 있다는 것은 분명한 장점입니다.

이 외에 아래의 처방예를 참고하여 증상에 따라 처방하실 수 있습니다.

성분명	상품명 예시	1회 투여량	1일 투여 횟수	총 투약일수	비고
Benzydamine* (NSAIDs 성분) 또는 0.12% Chlorhexidine gargle	삼아탄툼액*	1	1	1	가글 후 뱉어내거나 거즈에 적혀 묻혀주기
	헥사메딘, 헥시딘가글액	1	1	1	
Acetaminophen	세토펜건조시럽, 라페론건조시럽	0.03g/kg	3	3	1회 최대용량 0.0625g/kg, tid
구강의 창상피복재	파르나겔	원내 구비하여 적용 후 청구 가능			

* 삼아탄툼액(Benzydamine hydrochloride, 벤지다민염산염): 100mL까지 급여 적용 가능합니다. 1회 15mL씩, 1일 2-3회 30초 이상 가글 후 뱉어냅니다. 뱉기가 어려운 유소아에서 이용할 경우, 식사 30분 전 거즈에 적셔서 환부에 묻혀주도록 지시할 수 있습니다.

* 동일 성분의 분무형 제제인 탄툼베르데는 사용이 더 편리하나, 구비되어 있지 않은 약국도 있으니 확인이 필요합니다. 스프레이 타입은 급여 대상은 아닙니다.

3) 단순포진 구내염(헤르페스 구내염)

아프타 구내염이 입술 안쪽이나 볼 안쪽, 잇몸 위쪽과 같은 부드러운 곳에 생기는 반면, 바이러스 감염에 의한 단순포진 구내염은 입술 바깥쪽, 입천장, 혀의 까끌한 면 등 상대적으로 거칠거나 단단한 부위에 발생합니다.

임상 꿀팁

단순포진 구내염을 포함한 감염성 구내염은 스테로이드 연고를 바르면 증상이 악화될 수 있습니다. 환자들이 모르는 경우가 많으므로 환자 교육이 필요합니다.

단순포진 구내염은 수포가 생길 부위가 살짝 가렵거나 화끈거리는 전구 증상이 있습니다. 항바이러스제는 전구증상이 나타날 때부터 복용 시 가장 큰 효과를 보이며, 수포 형성 후 3일 이내 복용 시 증상 완화 및 빠른 치유에 도움이 됩니다.

(1) 경구용 항바이러스제

사용 가능한 경구 약물로 Acyclovir (아시클로버정, 바크락스정 등), Valacyclovir (발트렉스정, 발크로버정), Famciclovir, 그리고 Inosiplex (푸리노신정) 등이 있습니다.

Acyclovir의 낮은 생체이용률과 짧은 반감기를 개선하기 위해 Valacyclovir와 Famciclovir가 개발되었으며, 이들은 Acyclovir보다 생체이용률이 높고, 하루 복용량이 적습니다. 세 가지 중 어느 것이 더 낫다는 근거는 아직 없으나, Famciclovir의 경우 단순포진 구내염 시 급여대상이 아니므로 생략하도록 하겠습니다.

Inosiplex는 항바이러스 작용도 있지만, 환자의 면역 반응 증가에 더 초점이 맞추어진 약이라고 보면 됩니다. 면역기능을 자극하여 바이러스에 의해 억제된 면역력을 회복시킵니다. 단순포진 구내염보다는 수족구 등의 어린이 감염증에 더 자주 사용됩니다.

※ Acyclovir의 대표적인 부작용은 메스꺼움과 설사, 두통 등이 있으며, 두통은 비교적 흔하게 나타납니다.

(2) Acyclovir 연고

빠른 효과를 위해 경구용 항바이러스제와 함께 Acyclovir 연고를 처방하는 것이 좋습니다. 대표적인 상품명으로는 메노바크림, 바크락스연고, 바이버크림, 바시락크림 등이 있으며, 일반의약품으로 처방 없이도 구매 가능합니다.

(3) 항생제 연고

수포가 터진 후 항바이러스제 치료를 시작하는 것은 큰 의미가 없습니다. 이때는 상처부위의 세균감염을 막기 위한 항생제 연고를 사용할 수 있습니다. 일반적으로 항균 및 항바이러스 작용을 함께 가지는 Tyrothricin 연고(티로클겔, 유트리겔 등)를 사용하며, 처방 없이도 구매 가능합니다.

(4) 처방예

성분명	상품명 예시	1회 투여량	1일 투여 횟수	총 투약일수	비고
Acyclovir 200mg 또는 Valacyclovir 500mg	바이버정, 에크로바정	1	5	5	4–5시간 간격으로 복용
	발트렉스정, 발시버정	4	2	1	1회 2,000mg을 1일 2회, 12시간 간격으로 1일간 투여
Acyclovir 연고	바이버크림 5g, 아시클로버크림 5g	1	1	1	하루 4–5회, 4–5시간 간격으로 면봉 등을 이용해 도포
Tyrothricin 연고 (항생제)	티로클겔 5g, 유트리겔 5g	1	1	1	수포가 생겼거나 터진 경우 하루 2–3회 면봉 등을 이용해 도포
Acetaminophen 325mg	트라몰정, 아미세타정	3	3	5	

※ Acyclovir는 반감기가 짧아서 하루 5번을 복용해야 효과적입니다. 이것이 힘들다면 Valacyclovir를 복용하도록 합니다.

4) 소아의 단순포진 구내염

단순포진 구내염이 의심되는 징후를 발견하였다면, 대개 발열, 콧물 등의 다른 증상을 동반할 수 있으므로 소아과에 내원하도록 권유하는 것도 좋은 방법입니다. 보호자 중 간혹 바이러스성 구내염에 바세린이나 립밤을 발라주는 경우도 있는데, 바르는 중에 다른 부위로 퍼져나갈 수 있으므로 금하도록 합니다.

임상 꿀팁

자연치유되는 감염인데 소아에게 무슨 항바이러스제를 처방하나 싶지만, 바이러스성 구내염 초기 증상일 때 항바이러스제를 적절히 처방해 주면 증상을 빠르게 완화시킬 수 있으므로 환자와 보호자 모두에게 큰 도움이 됩니다.

(1) Acyclovir 시럽

Acyclovir 시럽제를 처방합니다. 2세 이상의 소아에서는 단순포진 치료를 위해 성인과 동일한 약을 동일한 용량으로 사용할 수 있습니다. 2세 미만의 소아에서는 용량만 성인 용량의 절반으로 투여하도록 되어 있습니다. 참고로 Acyclovir 연고는 용법상 소아에게는 투여하지 않도록 되어있는데, 먹어버리거나 만져서 다른 곳으로 전염될 우려가 있어서가 아닐까 싶습니다.

(2) Inosiplex 시럽

소아에서는 Inosiplex를 처방하는 경우도 많습니다. 시럽제의 상품명으로는 푸리노신 시럽, 콕사바 시럽, 이녹시 시럽, 푸리스토 시럽 등이 있습니다.

(3) 처방예

성분명	상품명 예시	1회 투약량	1일 투여 횟수	총 투약일수	용법
Acyclovir	지나시드 건조시럽	2세 미만 1.25mL 2세 이상 2.5mL	5	5	1일 5회 (4-5시간 간격)
		(tid 처방할 경우) 2세 이상 3-4mL	3	5	1일 3회*
Acetaminophen	세토펜건조시럽, 라페론건조시럽	0.03g/kg	3	3	1일 최대 4회 복용
Benzydamine HCl	삼아탄툼액 100mL	1	1	1	1일 3회 가글 (뱉을 수 있는 소아에게 처방)

* 원래 Acyclovir는 짧은 반감기로 1일 5회 분할 복용하는 것이 가장 좋습니다. 그러나 아픈 아이에게 5회 분할 투여를 지키는 것이 매우 어려운 일일 수 있어, 용량을 조절하여 종종 tid로 처방하기도 합니다.

Acyclovir 대신 Inosiplex를 아래와 같이 처방할 수 있습니다.

성분명	상품명 예시	1회 투약량	1일 투여 횟수	총 투약일수	용법
Inosiplex	푸리노신 시럽, 푸리스토 시럽 (50mg/mL)	0.5mL/kg	3	3	tid로 처방하는 경우
		0.17–0.33mL/kg	6	3	원래의 용법은 1일 6회 투여

5) 칸디다성 구내염

볼 안쪽이나 혀 등에 하얗게 다발성 반점이 나타나고 문지르면 쉽게 벗겨지는 위막성 칸디다증이 가장 흔합니다. 틀니를 사용하는 노인이나 영아에서 주로 발생하며, 스테로이드나 항생제 가글을 자주 또는 장기간 사용하는 경우에도 발생 가능합니다. 항진균제를 이용하여 가글하는 것이 가장 효과적인 치료법입니다.

구강 칸디다증 치료를 위해서는 병소 부위와 항진균제가 접촉하는 시간이 매우 중요하므로, 처방된 약을 가능한 한 오래 입안에 머금고 있도록 해야 합니다. 재발 방지를 위해 증상이 사라진 후에도 최소 5–7일 이상 치료를 지속합니다.

※ 임부와 수유부에게 투여가 필요한 경우, 호주 ADEC 임부 분류 상 A 등급에 해당하는 Nystatin을 1차 선택약으로 고려하도록 합니다. 항진균제는 간질환 및 신장질환자에서는 처방 시 부작용에 대한 주의 깊은 관찰이 필요합니다.

(1) Fluconazole

[상품명] 디푸루칸건조시럽

사용 직전에 제조사의 지시에 따라 생수를 섞어 사용하는 제품입니다.

1일 1회, 5mL을 이용하여 3–5분 동안 병소 부위에 접하도록 머금고 있습니다. 인두 부위에 칸디다증이 있다면 삼키고, 그렇지 않다면 뱉어도 됩니다. 가글 후 30분 동안은 구강 세척이나, 음료 및 음식 섭취를 금합니다. 재발 방지를 위해 증상 소실 후에도 5–7일, 또는 2주간 더 사용합니다.

(2) Nystatin

[상품명] 제이티니스타틴시럽
1회 4–6mL을 1일 3–4회에 걸쳐 사용합니다. 용법은 Fluconazole과 같습니다.
니스타틴은 물에 희석하여 가글로 사용하는 경우가 많습니다. 제이티니스타틴시럽은 한 병에 100mL이 들어있으므로, 이를 생수나 멸균 증류수, 또는 생리식염수 200mL에 섞어 총 300mL의 가글을 제조합니다. 가글액 약 12mL을 입안에 4–5분간 머금은 후 뱉어내고, 최소 30분간 물로 헹구지 않습니다. 음료나 음식은 30분 후 섭취 가능합니다. 1일 3–4회씩 1주일간 사용합니다.
제조한 가글액은 차광하여 실온보관도 가능하나, 냉장보관하는 것이 좋습니다.

(3) Itraconazole

[상품명] 스포라녹스액
1일 2회, 1회당 10mL을 약 20초간 입안에 머금은 후 삼킵니다. 1주간 사용하며, 효과가 없으면 1주 더 사용합니다.
Itraconazole의 약물 상호작용이나 간독성 및 소화기 부작용이 Fluconazole에 비해 더 큰 편이므로 주의를 요합니다.

6) 구강작열감증후군 및 구강건조증

구강작열감증후군(burning mouth syndrome, BMS)은 육안 상 구강내 이상 소견이 없음에도 불구하고, 구강점막이 화끈거리고 따끔거리는 통증이 지속되는 질환입니다. 주로 50대 이상의 여성에게 자주 발생하며, 대부분 혀의 앞부분, 입천장의 앞쪽, 입술에서 불편감을 호소하는 경우가 많습니다.

BMS는 특별한 원인 없이 발생하거나, 구강건조증, 잘 맞지 않는 보철물에 의해 발생 가능하며 전신질환이나 우울증 등에 의해 이차적으로 발생할 수 있습니다. 당뇨병이나 빈혈과 같은 전신질환에 의해 이차적으로 BMS가 발생하는 경우, 원인 질환의 상태가 호전되면 BMS 또한 개선될 수 있으므로 경우에 따라 내과로 의뢰가 필요할 수 있습니다. 만약 우울증과 연관되어 있다면, 정신건강의학과와의 협진도 고려할 필요가 있습니다. 구강건조증이 원인이거나 동반된 경우, BMS가 보다 악화될 수 있으므로 반드시 구강건조증을 함께 치료해야 합니다.

(1) 구강건조증의 치료

먼저 인공타액 제제를 처방합니다. 분무용 액상제인 제로바액과 제로미아액은 적용이 편리하며, 겔타입의 드라이문트겔은 더 오래 지속된다는 장점이 있습니다.

인공타액으로도 구강건조증이 개선되지 않는다면 경구용 Pilocarpine을 처방할 수 있습니다. 다만 Pilocarpine은 방사선치료 및 쇼그렌증후군과 연관된 구강건조증 상병에만 급여 처방이 가능합니다. 부교감신경 자극제로 타액 및 눈물 분비가 증가될 뿐 아니라 땀 분비 및 소변량이 증가할 수 있으며, 시야 흐림, 두통, 어지럼증 등의 부작용이 나타날 수 있습니다.

성분명	상품명 예시	1회 투약량	1일 투여 횟수	총 투약일수	용법
인공타액 (전해질 및 보습 성분)	제로바액, 제로미아액 40mL	1	1	1	구강건조 시 입안에 1-2회 분무
	드라이문트겔 50g	1	1	1	구강건조 시 입안에 적당량을 적용
Pilocarpine 5mg	살라겐정, 필로겐정	1	3	7	

(2) BMS의 치료

BMS를 위한 표준화된 치료방법은 없으나, 1차 선택 약물로 벤조디아제핀계 항불안제인 Clonazepam을 구강내 '국소적으로' 적용하여 양호한 치료 효과를 기대할 수 있습니다. 2차 선택 약물로는 Thioctic acid (Alpha-Lipoic acid)를 사용할 수 있습니다. 이는 당뇨병성 다발성 신경염 치료제이므로 당뇨병 환자에게 발생한 BMS에 좋은 치료효과를 낼 수 있습니다. 약물처방 후 경과를 확인하며, 증상이 조절될 때까지 반복 처방합니다.

성분명	상품명 예시	1회 투약량	1일 투여 횟수	총 투약일수	용법
Clonazepam 0.5mg	리보트릴정	1-2	2-3	14	0.5-1.0mg을 입안에서 깨물어 구강내 불편한 부위에 가루가 닿도록 하여 머금고 있다가 3분 후 침과 함께 뱉어냄
Thioctic acid 600mg (Alpha-Lipoic acid)	치옥타시드정, 치옥틴정	1	1	14	

7) 편평태선

볼 안쪽이나 혀의 측면에 흰색 거미줄 모양 염증이 생기고, 진행될수록 표면이 건조해지는 특징이 있습니다. 치료가 필요한 경우, 스테로이드 가글을 처방하거나, 스테로이드 병변 내 주사요법을 이용할 수 있습니다. 이에 대해서는 〈구내염〉의 '아프타성 구내염' 항목을 참고하시기 바랍니다. 전신적 스테로이드 투여는 국소 요법에 반응하지 않는 경우 고려할 수 있습니다.

8) 상병코드 및 상병명

코드	상병명
B00.1	입술 단순헤르페스
B00.2	헤르페스바이러스 치은구내염 및 인두편도염
K12.0	재발성 구강 아프타
K12.1	구내염의 기타 형태
K12.3	구강점막염(궤양성)
B37.0	칸디다구내염, 구강 아구창(Oral thrush)
B37.82	칸디다 구순염

코드	상병명
K14.0	설염
K14.6	설통, 혀 작열감
K11.7	구강건조증
L43	편평태선

8. 가글과 구강유산균

가글은 치료용 가글과 일반 구강청결제로 나뉩니다. 치료용 가글은 Chlorhexidine 성분의 헥사메딘, Benzydamine 성분의 탄툼, 그리고 앞서 설명한 스테로이드 제조 가글 등이 포함됩니다.

치료용 가글 처방 시, 환자에게 일상적으로 사용하지 말고 반드시 치과의사의 지도하에 적절히 사용해야 함을 고지하는 것이 좋습니다.

1) 0.12% Chlorhexidine 가글

가장 효과적인 항치태제입니다. 광범위한 항균 효과를 보이며, 세균의 치아 부착 기전을 저해하고, 세균의 세포용해를 일으킵니다. 또한 치태, 구강점막, 치아 등의 경조직에 흡착되어 오랜 시간 동안 유효 농도로 방출된다는 장점이 매우 큽니다. 장기간 사용 시 착색이나 미각의 변화, 칸디다증 등의 부작용이 발생할 수 있으나 사용 중지 시 증상이 개선됩니다.

2) 0.15% Benzydamine 가글

NSAIDs 성분의 가글액으로 치은염이나 구내염, 인후염 등 질환의 통증 완화뿐 아니라 염증 감소를 위해 사용할 수 있습니다. 100mL까지 급여 적용이 가능합니다. 1회 15mL씩, 1일 2–3회 30초 이상 가글한 후 뱉어냅니다.

3) 시판 가글

치료용 가글이 아닌, 일반 구강청결제의 주요 성분은 Sodium fluoride (불소), Cetylpyridinium chloride (CPC), Dipotassium glycyrrhizinate, Thymol (Isopropyl methylphenol), Eucalyptol, Mentol, Methyl salicylate 등이 있습니다. 이들은 모두 주효과를 위한 유효성분이며, 에탄올이 보조제로 들어갈 수 있습니다.

각 주요 성분의 효능은 다음과 같습니다.

- Sodium fluoride (불소): 충치예방 효과
- CPC, Dipotassium glycyrrhizinate: 항균 효과
- Thymol, Eucalyptol, Mentol, Methyl salicylate: 에센셜 오일로 항균 효과

대표 상품

대표적인 일반 구강청결제로는 가그린, 리스테린, 테라브레스 등이 있습니다. 가그린과 리스테린 모두 현재 매우 다양한 제품군을 가지고 있으므로 양분해서 언급하는 건 무의미해 보이지만, 대개 가그린은 Sodium fluoride과 CPC를, 리스테린은 에센셜 오일을 주성분으로 하고 있습니다. 에탄올이 들어가 있는 제품과 들어가 있지 않은 제품 모두 존재하며, 리스테린 역시 불소성분이 들어간 제품이 있습니다.

테라브레스는 해외 직구를 통해서만 구입 가능했으나, 최근 국내 판매가 시작되면서 인기를 얻고 있습니다. 그러나 테라브레스의 주성분인 OXYD-8 (Sodium chlorite를 개량해 만든 특허물질)이 국내에서 허가를 받지 못했기 때문에, 현재 국내 판매 중인 테라브레스는 Sodium fluoride과 CPC를 주성분으로 하는 새로울 것이 없는 제품이 되었습니다.

CPC, 에탄올

CPC는 Chlorhexidine과 유사하게 세균의 세포벽 및 세포질에 작용하는 양이온 계면활성제입니다. 치태 및 치면과 잘 결합하지만, Chlorhexidine보다 빨리 방출되므로 효과가 높지 않습니다. CPC는 치약의 계면활성제와 반응하여 착색을 일으킬 수 있어, 양치 후 약 30분 뒤 사용하는 것이 좋습니다.

에탄올의 함량은 제품별로 매우 다양합니다. 에탄올 하면 살균력을 떠올릴 수 있지만, 그만큼의 함량이 들어가지는 않습니다. 구강청결제에서 에탄올은 보조제로 사용되며, 살균 목적이 아닌 휘발성을 이용한 청량감, 그리고 주요 성분의 효과적인 전달을 위해 포함됩니다. 그러나 휘발성으로 인해 구강건조를 일으키며, 장기간 사용 시 점막 자극을 일으키므로 최근에는 에탄올이 없는 구강청결제를 선호하는 편입니다.

4) 구강유산균

구강유산균의 작용 원리는 장유산균과 동일합니다. 구강내 유익균을 지속적으로 공급함으로써 유해균을 줄이고 건강한 구강환경을 조성할 수 있습니다. 가글과 스케일링으로 균 수를 잔뜩 줄여놓았다 하더라도, 결국 유해균이 우세한 환경으로 돌아간다면 참 애석한 일이겠지요. 구강내 세균 조성이 불량하다고 판단되는 환자일수록 구강유산균을 꾸준히, 장기적으로 복용함으로써 구강내 환경을 변화시키는 것이 중요합니다. 실제로 임상에서 관찰해 볼 때, 유해한 환경을 가진 환자일수록 구강유산균 복용에 대한 만족도가 높았습니다.

※ 구강유산균의 직접적인 효과: 구취 감소, 치은염 및 치주염 예방, 우식 활성 감소 등

임상 TMI

유산균을 고를 때 가장 중요한 것은 믿을 만한 균주를 보유한 원료사에서 공급받고 있는가입니다. 다음으로는 믿을 만한 균주 strain이 들어있는지가 중요합니다. 예를 들어 *Lactobacillus reuteri* DSM 17938라는 유산균 이름을 살펴봅시다. *Lactobacillus*가 '개'를 의미한다면, *reuteri*는 '말티즈'를 의미하며, DSM 17938은 '우리집 말티즈' 이름과 같습니다. 같은 말티즈여도 모두 다른 성향을 가지는 것처럼, 균 역시 그러하므로 수많은 연구를 통해 검증받은 strain인지를 확인하는 것이 중요합니다.

Chapter 6.

특별 고려대상

1. 어린이 약처방

의약품 연령 검토 기준에서 '어린이'는 24개월 이상에서 만 12세 미만까지의 아동을 의미합니다.

※ 어린이 구내염 약처방은 앞서 기술한 〈구내염〉의 소아 부분을 참고하시기 바랍니다.

유소아의 약처방 시 반드시 다음을 확인하고 기록하는 것이 좋습니다.
① 소아과에서 감기 등으로 항생제를 처방받아서 먹은 적이 있나요?
② 그때 알레르기나 특이 반응이 있었나요?
③ 타이레놀과 부루펜 모두 먹어봤나요? 알레르기는 없었나요?

소아과에서 항생제와 해열제를 처방받아 복용한 적이 있고, 별다른 문제가 없었다면 치과약 역시 동일하므로 처방 시 염려할 문제가 없습니다. 부루펜 같은 일반약에 설마 알레르기가 있겠나 할 수 있지만, 만 5세 아이가 부루펜을 먹고 알레르기로 눈이 부어오른 사례가 심심찮게 들립니다. 확인해 두어 나쁠 것은 없습니다.

※ NSAIDs에 의한 대표적 알레르기 반응: Rhinoconjunctivitis, bronchospasm, urticaria/angioedema, anaphylaxis

1) 기본 처방 세트

기본 처방 세트는 '항생제 + 진통제 + 정장제'의 조합으로 이루어집니다.

※ 처방예는 뒷부분의 〈어린이 약처방 정리〉에 수록되어 있습니다.

(1) 항생제

Amoxicillin이 1차 선택약입니다. 일반적으로 Amoxicillin 단독 또는 Amoxicillin Clavulanate 복합제제를 사용합니다.

Amoxicillin Clavulanate 시럽제제는 Amoxicillin과 Clavulanate 비율이 4:1 (제품명), 7:1 (제품명 + 듀오), 14:1 (제품명 + 네오)인 약물이 출시되어 있습니다. 후자로 갈수록 Clavulanate에 대한 Amoxicillin의 비율이 높아지며, 심한 감염일수록 후자의 약물을 선택하게 됩니다. 어린이 치과 처방 시 대개 7:1 비율의 '듀오' 시럽을 기본으로 합니다.

[상품명 예시]

대표적인 상품명으로 오구멘틴듀오시럽, 아목클란듀오시럽, 아모크라듀오시럽, 크라맥스듀오시럽, 하이크라듀오시럽, 맥시크란듀오시럽 등이 있습니다.

세대별 세팔로스포린계 항생제

세팔로스포린은 세대가 올라갈수록 그람양성균에 대한 효과는 줄어들고, 그람음성균과 혐기성 세균에 대한 효과가 커집니다. 치과에서는 2세대 세팔로스포린이 가장 적합합니다. 다른 항생제 투약 이력 없이 일상적으로 3세대 세팔로스포린 항생제 사용 시 삭감되는 경우도 많습니다. 4세대 이상은 초기 세대에 내성이 생긴 경우에 주로 사용합니다.

※ 워낙 종류가 다양하므로 세대별 성분명을 기억하는 세계 공통 족보가 있습니다. 치과 진료실에서는 1,2,3세대 경구제만 기억해도 충분하다고 생각합니다.

1세대	2세대	3세대	4세대	5세대
FA or PHA	Everything Else	ONE/TEN/IME	PI	ROL
CEFAZOLIN CEFADROXIL* CEPHALEXIN* CEPHALOTHIN CEPHAPIRIN CEPHRADINE*	CEFOXITIN CEFOTETAN CEFMETAZOLE CEFPROZIL* CEFACLOR* CEFUROXIME*	CEFTRIAXONE CEFTIBUTEN* CEFOTAXIME CEFTAZIDIME CEFPODOXIME* CEFIXIME* CEFDITOREN* CEFDINIR* MOXALACTAM	CEFEPIME CEFPIROME	CEFTAROLINE CEFTOBIPROLE*

* 경구용 제제

3세대도 자주 처방되므로 이름 정도는 알아두면 좋습니다.

- 1세대: Cefadroxil 성분의 듀리세프
- 2세대: Cefprozil 성분의 세파질, 프로세프 등과 Cefaclor 성분의 세파클러, 시클러, 네오세프, 세클렉서 등이 있습니다. 캡슐 제형으로는 뉴클러캡슐, 뉴세파캡슐, 바이클러캡슐, 세러캡슐, 세나프캡슐 등이 있습니다.
- 3세대: Cefpodoxime이 가장 많이 처방되며, 바난, 세난, 세파독심, 세포독심 등이 있습니다. Cefditoren 성분의 메이액트가 처방되기도 합니다.

(2) 진통제

소아에게는 주로 Acetaminophen, Ibuprofen, 또는 Dexibuprofen을 처방합니다. 해열진통제의 1차 선택약은 물론 Acetaminophen이지만, 소염 효과가 필요한 경우 NSAIDs를 선택합니다. 처방하기 전, 어떤 진통제를 복용해본 경험이 있는지, 알레르기가 있는지를 반드시 확인하도록 합니다.

Dexibuprofen은 Ibuprofen 성분 중 실제 약효를 나타내는 성분만을 추출하여 만들어진 Ibuprofen의 S(+) 이성질체입니다. 적은 양으로 빠른 효과를 볼 수 있으며, 따라서 부작용을 줄일 수 있는 것 또한 장점입니다.

임상 꿀팁

성인에서는 환자 반응을 살펴가며 약물을 조절할 수 있으나 소아에서는 어려움이 있습니다. 때문에 단순 통증으로 약물을 처방하는 경우를 제외하고는 주로 NSAIDs를 선택하는 편입니다.
참고로 Dexibuprofen 300mg은 Ibuprofen 600mg과 유사한 효과를 가집니다. 그런데 Dexibuprofen 시럽 제품을 처방해 보면, 처방 용량이 Ibuprofen과 크게 다르지 않습니다. 용량이 적어야 할 것 같은데, 의아할 일이지요. 그러나 이는 Dexibuprofen 시럽이 Ibuprofen보다 더 묽게 제조되었기 때문입니다.

[상품명 예시]

- Acetaminophen: 세토펜현탁액, 세토펜건조시럽, 어린이타이레놀현탁액 등
- Ibuprofen: 부루펜시럽, 이브듀오시럽, 이부서스펜 등
- Dexibuprofen: 맥시부펜시럽, 애니펜시럽, 덱시탑시럽, 덱시부시럽, 엑스펜시럽 등

(3) 정장제 프로바이오틱스

오구멘틴 제제의 가장 흔한 부작용은 설사입니다. Amoxicillin도 설사를 유발할 수 있지만, 오구멘틴 복용 시 설사는 주로 Clavulanate에 의해 발생합니다. 상당히 흔하므로 정장제를 함께 처방하는 것이 좋습니다.

[상품명]

대표적인 상품으로 람노스과립(유산균)과 비오플250산(효모균), 메디락에스(당화균) 등이 있습니다.

만 6세 미만에서는 항생제 처방 시, 항생제 부작용 예방을 위한 정장제 처방이 급여에 해당합니다. 만 6세 이상에서는 급여 대상이 아니므로, 처방 시 전액 본인부담으로 처방해야 합니다.

2) 별난 처방 세트

기본 세트 변경이 필요한 경우에 해당합니다.

※ 처방예는 뒷부분의 〈어린이 약처방 정리〉에 정리되어 있습니다.

(1) 설사를 해요.

설사 증상이 경미하고 복통이 없다면 가정에 구비된 유산균을 추가로 복용하면서 항생제 치료를 지속할 수 있습니다. 그러나 복통을 동반하거나 하루 3회 이상 설사를 하는 경우 기존 처방된 항생제 복용을 중단해야 합니다. 만약 항생제를 계속 복용해야 한다면 다른 계열의 항생제로 변경합니다.

(2) Penicillin 알레르기가 있어요.

실제 보고에 따르면 Penicillin 알레르기가 있다고 알고 있는 환자 중 진정한 알레르기가 있을 것으로 예상되는 환자는 10명 중 1명 정도라고 합니다. 어쨌거나 알레르기가 있다는 환자에게 Penicillin을 줄 수는 없습니다. 보호자를 통해 정확한 알레르기 증상을 확인하고, 증상 완화를 위해 어떤 치료를 받았었는지 등을 기록합니다. 만약 환자 이력 조사에서 알레르기 증상이 매우 심했다면, 항생제 복용이 반드시 필요한지를 다시 한번 고려하는 것도 필요합니다.

소아 환자에게 가장 쉽게 처방 가능한 대체 항생제는 Macrolide계 항생제인 Clarithromycin입니다. 소아과에서 상·하기도 감염이나 중이염 등에 자주 처방되는 항생제 중 하나이므로 약국에서 구입이 용이합니다. 세팔로스포린은 Penicillin과 같은 β-lactam계 항생제로 교차반응성이 나타날 수 있어 피하는 것이 좋습니다. 물론 발생빈도가 낮고, Cephalexin이나 2, 3세대 세팔로스포린과는 무시할 만큼 위험이 낮은 것으로 보고되고 있으나 굳이 위험을 감수할 필요는 없어 보입니다.

[상품명]

Clarithromycin의 대표적인 상품명은 클래신 건조시럽, 클래리 건조시럽, 씨클라린 건조시럽, 크래신 건조시럽, 뉴클래토 건조시럽 등이 있습니다. 참고로 Clarithromycin 시럽제는 굉장히 맛이 없습니다.

(3) 컸지만, 알약을 못 먹어요.

장애나 질환이 있어 알약을 먹지 못하는 경우도 있습니다. 이때 항생제와 진통제 중 하나는 시럽으로, 하나는 가루로 처방하면 됩니다. 다만 항생제와 진통제를 시럽으로 처방 시, 만 12세 미만에서만 급여를 인정합니다. 만 12세 이상에서 시럽 처방을 원하는 경우 이를 기록하고 환자전액부담으로 변경하여 처방하거나, '연하곤란으로 정제 또는 캡슐제를 삼킬 수 없음' 등의 사유를 기입하여 청구해야 합니다.

(4) 어리지만, 알약을 먹을 수 있어요.

저용량 캡슐제제들이 있으므로 체중이 20kg 이상이라면 처방 가능합니다. 만약 20kg 미만이라면 고려해야 할 것들이 여럿이므로 불가능하다고 설명하고 시럽으로 처방하는 것이 편합니다.

3) 어린이 약처방 종류별 정리

[체중당 환산 계수]

항생제, 진통제 및 정장제 종류에 따른 처방용법을 표로 정리하였습니다. 목록 중 하나씩을 선택하여 처방세트로 만들 수 있습니다. 어린이는 몸무게에 따라 약의 용량이 달라지므로 계산식을 만들어 두는 것이 좋습니다. 약이 (A)mg/mL이고 1회 복용량이 (B)mg/kg이라면 kg당 mL을 구할 때 1회 처방용량은 B/A (mL/kg)입니다. 즉, B/A에 체중을 곱하면 1회 처방량이 나옵니다.

Q. 클래리건조시럽 (125mg/5mL)을 1회당 7.5mg/kg을 12시간 간격으로 1일 2회 처방하려 합니다. 15kg 아이에게 처방하고자 하면 1회 몇 mL을 처방해야 할까요?

A. 약 25mg/mL, 처방용량 7.5mg/kg. 따라서 1회 처방용량의 환산계수는
7.5/25 = 0.3 (mL/kg)
정답) 15kg x 0.3mL/kg = 4.5mL

[처방 양식]

※ 아래의 '체중당 1회 처방량(mL/kg)'에 체중을 곱하면 환자에게 처방해야 하는 1회 복용량을 구할 수 있습니다. 제조뿐 아니라 환자의 복용 편의를 위해 계산 후 소수점 첫째 자리까지만 적도록 합니다.

※ 상품명 중 125mg/5mL 또는 250mg/5mL과 같이 농도가 두 가지 이상인 경우, 환산 계수가 다르므로 약처방 세트를 만들 때 주의하여 선택해야 합니다.

★ 아래 표의 1회 처방용량 및 1일 복용 횟수, 복용기간 등은 예시로, 환자의 나이 및 증상에 따라 달라질 수 있습니다.

(1) 항생제 시럽

성분명	상품명 예시	체중당 1회 처방량 (mL/kg)	1일 복용 횟수	비고
Amoxicillin				
Amoxicillin	파목신시럽	0.3 (감염정도에 따라 0.27–0.53)	3	–
Amoxicillin Clavulanate (4:1)	오구멘틴시럽, 아모크라시럽	0.4 (0.4–0.8)	2	–
Amoxicillin Clavulanate Duo (7:1)	오구멘틴듀오시럽, 아모크라듀오시럽	0.4 (0.31–0.56)	2	–
세팔로스포린계				
Cefadroxil (1세대)	듀리세프건조시럽 (25mg/mL)	0.6	2	–
Cefaclor (2세대)	시클러건조시럽, 세파클러건조시럽	0.3 (0.27–0.53)	3	최대 1일 40mL
Cefprozil 25mg/mL (2세대)	세파질건조시럽, 세프로질건조시럽	0.3 (0.3–0.6)	2	생후 6개월–12세 해당 용량
Clarithromycin				
Penicillin 알레르기	클래시드건조시럽, 클래신건조시럽 (25mg/mL)	0.3 (0.3–0.6)	2	최대 1일 20mL
	클래리시드건조시럽, 클래신건조시럽 (50mg/mL)	0.2 (0.15–0.3)	2	최대 1일 10mL

(2) 진통제 시럽

성분명	상품명 예시	체중당 1회 처방량 (mL/kg)	1일 복용 횟수	비고
Acetaminophen	세토펜현탁액, 신비아시럽	0.4 (0.31–0.47)	3	1회 최대용량 0.78mL/kg, tid
	세토펜건조시럽, 펜노미아건조시럽	0.03g (0.025–0.038)	3	1회 최대용량 0.0625g/kg, tid
Ibuprofen 20mg/mL	어린이부루펜시럽, 캐롤시럽	체중 ÷ 3 (0.25–0.5)	3	30kg 이하 어린이 1일 최대 25mL를 넘지 않을 것
Dexibuprofen 12mg/mL	덱시탑시럽, 맥시부펜시럽	0.5 (0.42–0.58)	3	

※ 아세트아미노펜은 생후 4개월 이상, 이부프로펜은 생후 12개월 이상, 덱시부프로펜은 생후 6개월 이상부터 처방 가능하며, 1일 최대 4회 복용입니다.

※ NSAIDs 시럽제는 30kg 이하 소아에서 하루 최대 25mL (500mg)까지만 복용 가능합니다.

(3) 정장제

성분명	상품명 예시	용량 및 용법	1회 처방량	1일 복용 횟수	비고
유산균	람노스과립 1g	2세 이상 소아 1–4포	1포	1–2	6세 미만 1회 6세 이상 2회
효모균	비오플250산	1회 1포, 3세 미만 1일 2회, 3–12세 1일 3회	1포	2–3	–
당화균	메디락에스산	3세 미만 1회 1g, 1일 1–2회 복용 3–12세 미만 1회 1–2g, 1일 1–2회 복용	0.5g	3	–

(4) 알약(가루 처방 가능)

항생제

성분명	상품명 예시	용량 및 용법	1일 복용 횟수	비고
Amoxicillin	파목신캡슐250mg, 아목사펜캡슐	• 20kg 이상: 1회 1–2T • 20kg 미만: 20–40mg/kg을 3회 분할 투여	3	필요시 가루 처방
Amoxicillin Clavulanate 375mg	오구멘틴정375mg, 목시크라정375mg	12세 미만 또는 40kg 미만 소아의 용법 기준 부재함	3	시럽제 이용
Cefaclor (2세대)	시클러캡슐250mg, 세크런캡슐250mg	20–40mg/kg을 3회 분할 투여	3	최대용량 1일 1g

진통제

성분명	상품명 예시	용량 및 용법	1회 처방량	1일 복용 횟수	비고
Acetaminophen	세토펜정 (80mg / 160mg / 325mg)	1회당 10–15mg/kg	7–12kg, 80mg 1T	3	최대용량 1일 75mg/kg
			12–24kg, 160mg 1T		
			25kg 이상, 325mg 1T		
Ibuprofen	부루펜정 200mg, 애드빌정	1회당 5–10mg/kg	15–30kg, 0.5T	3	어린이에게 정제는 거의 처방되지 않음. 30kg 미만 어린이 1일 최대 용량 500mg
			30kg 이상, 1T		
Dexibuprofen	애니펜정 150mg	6세 이상 어린이 15mg/kg	6세 이상 어린이 1T	3	30kg 미만 어린이 1일 최대 용량 300mg

4) 알레르기성 두드러기

만약 어린이가 치과에 다녀간 후 두드러기가 났다고 전화가 왔고, 마땅히 갈 병원이 없다면 치과에서 간단한 약처방을 해주어야 합니다. 기처방된 약은 복용을 중단토록 하고, 항히스타민제를 처방하며, 다음날까지 증상이 개선되지 않을 경우 소아과를 방문하도록 안내합니다.

항히스타민제는 뇌혈관장벽을 통과하느냐를 기준으로 1, 2세대로 나누기도 하고, 2세대를 세분하여 보다 개선된 3세대로 나누기도 합니다. 이 때문에, 예를 들어 Levocetirizine은 Cetirizine이므로 2세대에 해당하나, Cetirizine보다 개선된 제품이므로 3세대로 구분될 수 있습니다. 본 장에서는 1–3세대로 구분하여 적도록 하겠습니다.

1세대 항히스타민제는 졸림 부작용이 크고, 효과는 짧으나 체내 반감기가 길다는 단점이 있습니다. 대개 두드러기, 알레르기성 비염에는 2, 3세대가, 코감기에는 1세대가 선호됩니다. 종류가 많으므로, 가장 많이 이용되는 성분명만 적도록 하겠습니다.

※ 가려움이 심하다면 리도멕스 크림과 같은 스테로이드 연고를 함께 처방할 수 있습니다.

(1) 처방예

아래의 항히스타민제 목록 중 하나를 선택하여 처방합니다. 항히스타민제를 1, 2세대로만 구분할 경우 Levocetirizine은 2세대에 해당합니다. 두드러기에는 주로 2, 3세대를 처방하며, 처방 금기 연령에 주의해야 합니다.

성분명	상품명 예시	1회당 용량 및 용법	1일 복용 횟수	비고
항히스타민제				
Hydroxyzine (1세대)	두드리진시럽 유시락스시럽	1회 0.25mL/kg	2–4	전 연령 사용 가능 조절이 안 될 경우 1회 투약 용량을 1–2회 더 사용 가능
Mequitazine (1세대)	프리마란시럽	0.25mL/kg	2	2세 이상 사용 가능

성분명	상품명 예시	1회당 용량 및 용법	1일 복용 횟수	비고
Ketotifen (2세대)	자디텐시럽	• 6개월–2세: 2.5mL • 3–9세: 5mL • 10세 이상: 5–10mL	2	6개월 이상 사용 가능
Levocetirizine (3세대)	씨잘액	• 1–2세: 2.5mL을 1일 1회 • 3–6세: 2.5mL을 1일 2회 • 6세 이상: 10mL을 1일 1회	1 또는 2	1세 미만 금기
스테로이드 연고				
Prednisolone	리도멕스크림	1일 1회 환부에 도포 증상에 따라 적절히 증감	1	

(2) 세대별 항히스타민제: 성인 처방을 위한 참고자료

사실 성인에서 치과치료 후 두드러기나 피부 가려움증 등의 알레르기 증상으로 인해 다시 치과를 찾는 경우는 드물기 때문에, 본 챕터에 기재하였습니다. 아래는 성인에서 피부 알레르기 발생 시 처방 가능한 대표 항히스타민제 목록입니다.

	상품명 예시	★ 성인 환자에서의 용량 및 용법
1세대 항히스타민제		
Chlorpheniramine	페니라민정	1회 2–6mg, 1일 2–4회(max: 24mg/day)
Hydroxyzine	아디팜정	1일 30–60mg을 2–3회 분할 투여
2세대 항히스타민제		
Bepotastine	투리온정	1회 10mg, bid
Ebstine	에바스텔정	10mg, qd
Emedastine	레미코트정	1회 1–2mg, bid
Epinastine	알레스틴정	20mg, qd
Ketotifen	자디텐정	1회 1mg, bid
3세대 항히스타민제 (Modified 2nd)		
Levocetirizine	씨잘정	5mg, qd

(3) 관련 상병명 및 상병코드

코드	상병명
Z88.0	페니실린에 대한 알레르기의 개인력
Z88.1	기타 항생제에 대한 알레르기의 개인력
L50.0	알레르기성 두드러기
L50.6	접촉 두드러기

5) 어린이의 예방적 항생제

개원가에서도 선천성 심장질환이 있는 소아 환자들을 어렵지 않게 만나볼 수 있는데, 그중 심실중격결손이나 심방중격결손이 가장 흔합니다. 2021년 AHA 가이드라인에 따르면 심실중격결손이나 심방중격결손과 같은 비청색증 심질환의 경우 모두 예방적 항생제 투여의 적응증에 해당하지 않습니다. 그러나 우리나라 임상 현실에서는 심실중격결손이 있는 환아에게 예방적 항생제 사용을 권하는 경우가 많습니다. 현재 서울대학교 병원 의학정보에서도 심실중격결손증은 예방적 항생제가 추천되는 질환에 해당합니다.

결론적으로 심실중격결손 환자가 현재는 완치되어 결손이 없다면, 과거 수술여부와 무관하게 예방적 항생제 사용은 불필요합니다. 만약 크기와 무관하게 결손이 남아있다면, 특별한 처치 없이 지내고 있더라도 예방적 항생제가 필요할 수 있습니다. 가능하면 의뢰서를 받아오도록 합니다.

예방적 항생제로는 오구멘틴 제제가 아닌, Amoxicillin 단독 제제를 사용합니다. 1회 처방하여 시술 30-60분 전 복용하도록 합니다. 예방적 항생제는 매우 고용량이므로, 시럽제가 아닌 캡슐을 가루로 처방합니다. 보호자에게 고용량임을 미리 고지하는 것이 좋습니다.

소아환자의 치과치료 전 예방적 항생제 by 2021년 AHA 가이드라인

	성분명	상품명 예시	용량
Penicillin	Amoxicillin	파목신캡슐250mg, 키목신캡슐250mg	50mg/kg
Penicillin Allergy	Cephalexin*	유파신캡슐 (250mg)	50mg/kg
	Clarithromycin	씨라클, 씨클라린, 크래시드 (250mg)	15mg/kg
	Azithromycin	아지맥스, 지스로맥스 (250mg)	15mg/kg

* Cephalexin 또는 1, 2세대 세팔로스포린계 항생제(관련 설명은 〈CHAPTER 3 – 예방적 항생제〉 참조)

※ 소아의 예방적 항생제는 캡슐제를 가루로 처방하여 물에 섞어 복용하게끔 합니다. 시럽제로 처방할 경우 용량이 많아 복용이 어렵기 때문입니다.

2. 임신부 및 수유부의 약처방

1) 임부의 치과치료

	기간	치과치료의 원칙
1기	임신 14주 이내	이 시기는 태아의 기관 형성기로, 악화 가능성이 있는 질환에 대한 응급처치만 시행하는 것이 원칙입니다. 외과적으로 심도가 깊은 발치나 치주수술은 임신 중기로 미루도록 합니다.
2기	임신 15–28주 (4–7개월)	수술을 포함한 거의 모든 치과치료가 가능한 치과치료의 안정기입니다. 긴 치료는 수시로 휴식을 취하도록 하는 것이 좋습니다. 스켈링 시 임신 전에 비해 출혈이 많을 수 있으므로 미리 고지합니다.
3기	임신 29주부터 출산까지	이 시기는 분만과 관련된 여러 변수가 발생할 수 있는 시기이므로 응급처치에 국한하여 시행하는 것이 원칙입니다. 출산 6–8주 이후 호르몬의 양이 정상화되는 시기에 본격적인 치과치료가 가능합니다.

2) 주요 약제의 임부·수유부 투여 안전성

(1) FDA 임부 투여 안전성 분류

미국식품의약국(Food and Drug Administration, FDA)에서 발표한 임부 투여 안전성(pregnancy category)은 임신 중 태아에 영향을 미칠 수 있는 약물의 위험도를 분류한 것으로, 동물 실험과 사람 대상의 임상연구 결과를 바탕으로 5개 등급으로 약물을 분류합니다.

- A: 인체 태아에 대한 위험성이 증명되지 않음
- B: 동물에서는 태자 위험성이 있으나 사람에서는 위험성이 없음
- C: 동물에서는 태자 위험성이 있으나 사람 대상 연구결과 없음
- D: 태아 위험성이 증명되었으나 부득이한 경우 산모에게 사용
- X: 태아의 기형을 유발하여 임신 중 투여 금기

A, B 등급으로 분류된 약물은 임부에게 자주 처방되며, 별다른 부작용이 없는 안전한 약물로 알려져 있습니다. 이 분류법은 2020년부터는 전문의약품에 대해 더 이상 사용되지 않지만, 여전히 가장 익숙하고 직관적으로 받아들일 수 있어 유용합니다.

PLLR, 새로운 임부 약물지침

미국에서는 2020년부터 전문의약품에 대한 FDA의 임부 카테고리를 완전히 폐지하고 'Pregnancy and Lactation Labelling Rule, PLLR'을 제정하여 2015년부터 시행하고 있습니다. 전문의약품 허가 정보에 산모, 태아에 대한 질병 관련 영향, 임신과 출산 전후 용량조절, 입증된 위해성 정보, 모유로의 이행 여부 등 상세한 정보를 제공합니다. 그러나 이전의 FDA 등급에 비해 직관성이 떨어지는 편입니다.

(2) ADEC 임부 투여 안전성 분류

호주의약품평가위원회(Australian Drug Evaluation Committee, ADEC)에서 임부에게 약물을 처방하기 위한 시스템을 마련하였습니다. FDA 분류에 비해 더 많은 약물에 대한 정보를 제공하며, 등급을 7가지로 분류하여 제시하고 있습니다. 특히 B 등급은 태아 유해성의 증거가 없는 약물에 해당하는데, 동물 태자 실험 결과를 바탕으로 한 위험성을 근거로 B1-3으로 세분화하여 제시하고 있는 것이 특징입니다.

- A: 다수의 임산부에게 사용된 약으로 태아 유해성의 증거가 없음
- B1: 소수의 임산부에게 사용된 약으로 태아 유해성의 증거가 없음. 동물 연구 결과로 확인됨
- B2: 소수의 임산부에게 사용된 약으로 태아 유해성의 증거가 없음. 동물 연구 결과가 부적절하거나 없음
- B3: 소수의 임산부에게 사용된 약으로 태아 유해성의 증거가 없으나, 동물 태자 유해성 증가가 확인됨
- C: 기형을 유발하진 않지만 태아 유해성이 있거나 그럴 가능성이 있음
- D: 기형발생빈도 증가 또는 태아 유해성 증가 위험이 있음
- X: 태아에 영구적 손상을 일으킬 위험이 매우 높음

※ 우리나라의 DUR 임부금기등급은 1, 2등급으로 단순화되어 있어 약물 사용의 절대적인 기준으로 활용하기에는 무리가 있습니다.

- 1등급: 원칙적 사용금기
- 2등급: 명확한 임상적 근거 또는 사유가 있는 경우 부득이하게 사용

(3) 수유부 투여 안전성

모유수유 중에 약물을 복용하면 약물이 모유로 이행하고, 모유 속의 약물 성분이 신생아에게 전달될 수 있으므로 수유부에게 약물을 사용할 경우 이를 반드시 고려해야 합니다. 수유부에게 약물 투여 시 안전성에 대한 정보는 LactMed (락트메드)라는 인터넷 사이트에서 상세히 확인 가능합니다. LactMed는 미국국립보건원 NIH 산하 미국국립의학도서관에서 제공하는 서비스로, 약물 성분별로 모유로의 이행 및 모유수유아에 미치는 영향에 대한 전문적인 정보를 이용할 수 있습니다.

(4) 주요 약제별 분류

치과에서 다빈도로 처방하는 약제들에 대한 임부 투여 안전성 및 수유부 투여 시 고려사항에 대한 내용을 표로 정리하여 제시합니다. 임부 투여 안전성은 ADEC 및 과거 FDA 분류를 제시하였고, 수유부 투여와 관련된 사항은 주로 LactMed 및 PLLR에 수록된 내용을 참고하였습니다. 국내 의약품통합정보시스템에 제시된 내용도 일부 포함되어 있습니다.

	호주 ADEC 분류	FDA 분류	수유부 투여
항생제			
Amoxicillin	A	B	안전하게 투여 가능
Clavulanate	B1		안전하게 투여 가능
Cephalosporin	A–B2 A: Cephalexin, Cefalotin B2: Cefodizime, Cefpirome	B	1, 2세대 안전하게 투여 가능
Clindamycin	A	B (국내 권고: 금기)	비교적 안전하나 주의 필요
Azithromycin	B1	B	모유로 배출되나 영아에게 큰 영향은 없음
Clarithromycin	B3	C	약 용법상 금기
Tetracycline 계열	D	D	금기

	호주 ADEC 분류	FDA 분류	수유부 투여
Metronidazole	B2	B (임신1기: 금기)	24시간 이상 수유 중단 필요
마취제			
Articaine	B3	C	자료 불충분. 가능하면 대체
Lidocaine (with epi.)	A	B	안전하게 투여 가능
Benzocaine (topical)	자료 없음	C	구강내 국소 적용 가능
진통제			
Acetaminophen	A (호주명칭 Paracetamol)	B	안전하게 투여 가능
Ibuprofen	C	C D (임신 3기)	안전하게 투여 가능
Naproxen	C	B D (임신 3기)	단기간만 사용 권장
Ketorolac	C	B D (임신 3기)	수유 중 투여를 피함
항바이러스제			
Acyclovir	B3	B	안전하게 투여 가능
Valacyclovir	B3 (Famciclovir: B1)		
소화기용제			
Almagate	자료 없음	자료 없음 (국내 권고: 금기)	주의하에 투여 가능
Cimetidine	B1	B	주의하에 투여 가능
Lansoprazole	B3	B	자료는 부족하나 주의하에 투여 가능
Misoprostol	X	X	주의하에 투여 가능
Domperidone	B2	자료 없음 (국내 권고: 금기)	주의하에 투여 가능

	호주 ADEC 분류	FDA 분류	수유부 투여
기타			
Nystatin	A	C (경구약의 경우 흡수가 매우 적어 주의하며 사용 가능)	안전하게 투여 가능
Chlorhexidine	A	B	국소제제 안전하게 사용 가능

3) 국소마취

(1) 임부

결론적으로, 낮은 농도의 Epinephrine을 함유한 Lidocaine 국소마취제 1–3 앰플은 안전하게 사용 가능합니다. Benzocaine 성분의 도포마취제는 사용하지 않는 것이 좋습니다.

① Lidocaine

FDA의 임부 카테고리 상 Acetaminophen과 같은 B 등급에 해당하여 임산부에게 비교적 안전하게 사용가능한 약물입니다. 다만 임신 초기는 기관 형성기에 해당하므로 반드시 필요한 경우 최소한으로 사용해야 하며, 사용한 국소마취제의 양을 기록하는 것이 좋습니다.

Lidocaine의 국내 의약품 정보에서도 치료상의 유익성이 위험성을 상회하는 경우에만 투여를 권고하고 있으며, 기형 등의 생식 과정상의 장애가 발생한 보고는 없었다고 기재되어 있습니다.

② Epinephrine

FDA 분류상 C 등급에 해당하나, 치과 국소마취에 사용하는 낮은 농도의 에피네프린은 혈관 내로 주입되지 않도록 주의하며 사용할 경우 임부에서도 안전하게 사용 가능하다고 밝혀져 있습니다. 국소마취제 내 Epinephrine은 Lidocaine의 효과 및 지속 시간을 늘려 마취제의 추가 투여를 줄이고, 출혈을 감소시키는 효과가 큽니다.

(2) 수유부

PLLR에 따르면, Lidocaine 국소마취제가 모유로 분비되는지는 알려져 있지 않으나, 많은 약물이 모유를 통해 배출되므로 수유부에게 Lidocaine 투여 시 주의가 필요합니다. 제품 설명에 따르면, Lidocaine은 다른 국소마취제와 마찬가지로 모유로 이행되나, 극소량이며 치료용량으로 신생아에 미치는 위험은 없다고 하였습니다.

4) 약처방

임부 및 수유부에게 가장 안전한 기본 처방 조합은 'Penicillin계 항생제 + Acetaminophen'입니다. 또한 전신작용이 거의 없는 국소제제, 예를 들어 스테로이드 연고나 NSAIDs 첩부제 등은 일반적인 용량에서 안전하게 사용가능합니다.

(1) 임부

① 항생제

- 미국과 영국의 치과의사협회에 따르면 임부에게 항생제 투여 시 1차 선택약은 Amoxicillin 단일제이며, 오구멘틴 제제는 내성균이 의심될 경우 사용 가능한 2차 선택약으로 분류되고 있습니다.
- 세팔로스포린계 항생제 중 임부 안전성 자료가 가장 풍부한 1, 2세대가 안전하게 사용 가능합니다.
- Penicillin과 세팔로스포린 1, 2 세대는 장기투여 또한 가능하다고 여겨집니다.
- 만약 Penicillin 알레르기가 있다면 세팔로스포린계 또는 Azithromycin을 사용할 수 있으며, FDA B등급에 해당합니다. Clarithromycin은 FDA C등급으로 피해야 합니다. Macrolide계 항생제는 태아에 영향을 미칠 수 있다는 보고가 있으므로 주의가 필요합니다.
- Clindamycin 및 Metronidazole은 FDA B등급으로 분류되었으나, Metronidazole은 태반을 통과하는 약 성분으로 임신 3개월 이내에는 사용을 금합니다.
- Tetracycline계, Aminoglycoside계 및 Quinolone계 항생제는 피해야 합니다.

만약 Penicillin 알레르기가 있거나, 특별한 항생제 처방이 필요할 때는 다니는 산부인과로 의뢰하는 것도 좋은 선택입니다.

② 진통제

NSAIDs는 태아에 미치는 영향이 보고되어 임신 20주부터는 처방하지 않아야 합니다. 임산부에게는 특별한 이유가 없다면 Acetaminophen을 선택하는 것이 바람직합니다. Tramadol은 금기 약물입니다.

③ 소화기용제

Cimetidine, Famotidine, Ranitidine과 같은 H2-blocker는 FDA B 등급으로 투여 가능합니다. 합성 Prostaglandin 제제인 Misoprostol은 유산 위험이 있으므로 절대 금기에 해당합니다. PPI는 대부분 안전하게 투여 가능하나, Omeprazole은 FDA C등급에 해당하여 피하는 것이 좋습니다.

(2) 수유부

수유 중인 환자에게 약물을 복용하고 3–4시간 지난 후에 수유를 하도록 합니다. 이는 위 시간 동안 대부분의 약제가 모체의 혈중에서 제거되어 모유 내 약물 농도를 더욱 줄일 수 있기 때문이며, 국소마취를 포함하여 다른 모든 안전한 약제 투여 시에도 동일하게 적용됩니다.

① 항생제

Penicillin과 오구멘틴 제제 모두 비교적 안전하게 처방 가능합니다. 특별히 임산부에게는 세팔로스포린 1–4세대 모두 동일하게 낮은 위험도로 분류되나, 수유부에서는 1, 2세대만 처방하도록 합니다. 3, 4세대는 처방이 불가능하진 않으나 유아에 대한 안전성이 1, 2세대에 비해 낮습니다.

② 진통제

Acetaminophen과 Ibuprofen 모두 안전하게 처방 가능합니다. 이 외에 Indomethacin, Naproxen이 모유수유 중 안전한 약물로 분류되어 있습니다. 모든 NSAIDs가 동일하게 검증된 것은 아니므로 주의가 필요합니다.

3. 고령자를 위한 약처방

우리나라에서는 노인복지법에 따라 만 65세 이상을 노인으로 규정하고 있습니다. 고령의 환자에게 약물을 처방을 할 때 특별히 고려해야 할 사항에 대해 알아보고 약물처방의 원칙, 주의할 약물 및 안전하게 투여 가능한 약물 등에 대해 알아보겠습니다.

1) 기본 고려사항

① 약물에 대한 생리적 반응의 변화

증령에 따라 약물에 대한 신체 내 반응이 달라지므로, 고령자에게 약물처방 시, 약물 복용량이나 투여 간격의 변경이 필요할 수 있음을 고려해야 합니다. 개인차가 분명하지만 대부분 고령자의 경우 30–40% 정도 대사 능력이 감소합니다. 이러한 변화를 고려하지 않고 약물을 처방할 경우, 약물이 과량 투여될 수 있습니다. 따라서 고령의 환자에게 약물처방 시 가장 작은 용량에서 투여를 시작하거나, 부작용이 우려되는 약물의 경우 성인 투여량의 절반 용량으로 투여하고, 부작용을 모니터링하며 천천히 증량하는 것이 바람직합니다.

② 다제약물 병용에 따른 약물 상호작용 및 부작용 위험

만성질환 증가로 인해 10개 이상의 약물을 복용하는 고령자는 2018년 기준 95만명을 넘었으며, 계속 증가하는 추세입니다. 다제약물 복용은 부작용 발생 위험을 높이며, 입원 및 사망 위험도 증가시킬 수 있으므로, 약물처방 시 주의가 필요합니다.

③ 약물 순응도 저하

고령 환자의 경우 기억력 저하, 시력 및 청력 감소 등으로 인해 약물 순응도가 낮을 수 있습니다. 이를 고려하여 약물처방 시 단순하고 직관적인 안내를 위해 노력해야 합니다. 또한 약물 복용 방법이 복잡할수록 순응도가 낮아질 수 있으므로, 처방약물의 수와 복용빈도를 가능한 한 최소화하는 것이 좋습니다.

④ 적절한 모니터링

약물처방 시 부작용에 대해 충분히 설명하고, 부작용 발생 시 대처방법을 교육합니다. 임의로 일반 의약품을 추가 구입하여 복용할 수 있으므로 처방한 약물 종류를 간략하게 설명하는 것이 좋습니다.

⑤ 치료의 유익성과 위험성

고령 환자에서는 약물로 인한 유해효과가 나타날 가능성이 높으므로 근거에 입각한 확실한 효능과 최소한의 독성을 갖는 약물을 사용해야 합니다. 따라서 상대적으로 치료유익성이 낮더라도 치료위험성이 적은 약물을 선택하는 것이 바람직합니다.

고령 환자 치료의 일반적 원칙

1. 일반의약품, 한약, 건강기능식품 등 환자가 치료 목적으로 복용하는 모든 물질을 파악합니다. 환자의 생활습관(흡연, 음주), 약물 알레르기, 약물 유해반응 과거력 등을 조사하여 기록으로 남깁니다.
2. 치료적 유익성이 확실한 경우에만 약물을 사용합니다.
3. 의사는 처방하는 의약품에 대한 약리학적 특성 및 잠재적 유해반응을 파악하고 있어야 합니다.
4. 약물 투여는 천천히 시작하고, 용량조절 또한 천천히 진행합니다.
5. 충분히 치료합니다(특히 항생제의 경우).
6. 복약 순응도를 높일 수 있도록 노력합니다.
7. 신약 사용 시에는 특히 주의합니다.
8. 약물치료 이외의 방법을 고려합니다.

2) 주의할 약물

다음은 치과에서 주로 처방하는 약제 중 고령자에게 투여 시 주의가 필요한 약물 목록입니다.

① NSAIDs

NSAIDs는 지용성이 높으므로 체지방 비율이 높은 고령자에서 약물의 분포 용적이 넓어지며, 신기능 감소로 NSAIDs의 배출이 지연되면서 약물의 혈액 내 농도가 증가할 수 있습니다. 더욱이 위장 운동의 둔화로 위 배출 또한 느려지면서 NSAIDs의 위장 장애 부작용 위험이 매우 높아집니다. 또한 NSAIDs는 심혈관계 위험을 증가시킬 수 있습니다.

NSAIDs를 처방해야 할 경우 가장 낮은 유효 용량을 처방하며, 위장관 약물을 함께 투여하도록 합니다. 단, 75세 이상, 경구 또는 비경구 부신피질스테로이드제나 항응고제, 항혈소판제제 투여 환자는 위장관 출혈의 고위험군에 해당하므로 처방을 삼갑니다.

② 1세대 항히스타민제

1세대 항히스타민제 복용 시, 혼돈, 구갈, 변비 등 항콜린성 부작용이 증가되어 나타날 수 있습니다. 항콜린 약물이 축적될수록 낙상, 섬망, 치매의 위험이 증가하므로 주의가 필요합니다. 따라서 항히스타민제를 처방해야 한다면, Cetirizine과 같은 2세대 항히스타민제를 처방하는 것이 좋습니다.

③ TCA 항우울제

Amitriptyline과 같은 TCA 항우울제는 구갈, 배뇨곤란, 안압항진 등과 같은 항콜린성 작용과 기립성 저혈압 유발 가능성이 있습니다.

④ Benzodiazepines

Diazepam, Lorazepam, Clonazepam과 같은 벤조디아제핀계 약물은 운동실조, 초조, 신경과민, 과진정 등의 부작용으로 인해 고령 환자 주의 약물에 해당합니다.

⑤ Cimetidine

Cimetidine은 병용 투여 약물의 혈중 농도를 높일 수 있으며, 장기 복용 시 혈소판 감소증을 일으킬 수 있으므로 가급적 피해야 하는 약물에 해당합니다.

3) 처방 가능한 약물

고령자에게 투약 시 꼭 필요한 약만 처방하되, 반드시 단기간으로 처방하여 모니터링할 수 있도록 합니다.

① 진통제

고령 환자에게 진통제 처방 시, 상대적으로 부작용이 적은 Acetaminophen을 1차 선택약으로 고려해야 합니다. 다만 Acetaminophen은 상부 소장에서 흡수되는 약물이므로 위장 운동이 둔화한 고령 환자에서는 흡수가 늦어져 약물 작용 시작이 지연되고, 약물의 혈액 내 최대 농도와 약리학적 효과가 감소할 수 있습니다. 만약 Acetaminophen으로 충분한 진통 효과를 보지 못하는 경우라면, NSAIDs 사용을 고려할 수 있습니다.

캐나다의 NSAIDs 사용 가이드라인에 따르면 고령 환자에서 NSAIDs 사용이 필요한 경우, 심혈관 독성이 낮은 Naproxen을 Misoprostol 또는 PPI와 함께 처방하도록 권고하고 있습니다. 우리나라의 병원약학교육연구원에서 발표한 2023년 자료에 의하면 NSAIDs 사용 시 Celecoxib와 같은 COX-2 Selective NSAIDs를 처방할 것을 권고하고 있습니다. 그러나 2024년 식품의약품안전처에서 고시한 '노인주의 의약품'에는 다른 NSAIDs를 포함하여 Naproxen과 Celecoxib 모두 주의 필요 성분으로 지정되었습니다. Celecoxib는 한때 NSAIDs 부작용을 가장 최소화한 약물로 여겨졌으나, 점점 심혈관 독성 보고가 증가함에 따라 주의 필요 약물로 변경된 것으로 보입니다.
사실상 이용 가능한 진통제는 모두 고령자에게는 주의 또는 금기 약물에 해당하므로 진통제 선택 시 Acetaminophen을 1차 선택하며, Acetaminophen으로 잘 조절되지 않는 통증에는 Naproxen + 위장관용제 또는 Celecoxib 단독 처방을 고려하되, 필요한 **최소한의 용량**으로 처방하며, 부작용 발생을 주의 깊게 관찰해야 합니다.

② 만성통증

통증이 해소되지 않는 경우, 한 개의 약물을 고용량으로 처방하는 것보다 작용 기전이 다른 약물 2개를 복합처방하는 것이 보다 바람직합니다. 또한 PRN (필요시 복용) 처방은 약물 순응도를 낮출 수 있으므로 삼가는 것이 좋고, 시간에 맞춰 복용하도록 하는 것이 좋습니다.

Tramadol 처방 시, 약물 부작용에 대한 모니터링이 필요하며, 고용량의 경우 발작 위험이 있으므로 주의합니다. Tramadol은 SSRI 계열의 항우울제와 병용 시 정신상태의 변화, 자율신경의 과다활동, 신경근육 이상을 특징으로 하는 세로토닌 증후군이 발생하여 위험한 상황에 처할 수 있어 주의가 필요합니다.

이 외에 신경병성 통증에 사용되는 Gabapentin, Pregabalin 등의 항경련제도 약물 부작용을 모니터링하며 주의하며 처방 가능합니다.

③ 항생제

항생제 중 금기에 해당하는 약은 없습니다. 부작용 발생 및 약물 상호작용에 주의하며 필요한 최소 용량을 사용하도록 합니다. 특히 Macrolide계, Quinolone계, Tetracycline계 항생제는 고령자가 다빈도로 복용하는 주요 약물들과 상호작용하는 경우가 많으므로, 처방 전 검토가 필요합니다.

고령 환자의 치료 원칙 중 '충분히 치료한다(treat adequately)'의 원칙에 맞도록 치료 목표에 맞는 충분한 용량을 사용해야 하며, 부작용이 우려되어 치료 용량보다 낮은 용량을 사용하지 않도록 주의합니다.

4) 고령자를 위한 대체 약물

계열	주의 약물	권고사항	대체 약물
항히스타민제	1세대 항히스타민제	금기	2세대 항히스타민제
항우울제 (신경통 치료목적)	Amitriptyline, Nortriptyline	금기	Gabapentin, Pregabalin, Capsaicin cream, Lidocaine patch
항불안제	Benzodiazepines	되도록이면 금기	–
위장관보호제	PPI	8주 이상 투여 금기. 단, 경구 스테로이드 또는 만성 NSAIDs 사용 시 예외	–
진통제	Non–COX selective NSAIDs	장기간 투여 금기 또는 스테로이드, 항응고제, 항혈소판제와의 병용 금기	COX–2 selective NSAIDs, Acetaminophen
근이완제	Cyclobenzaprine, Baclofen, Tizanidine	이 외 다수의 근이완제 해당 Baclofen과 Tizanidine은 금기는 아니나 제한 권고	진통제 사용

Chapter 7.

조금 더 깊이 알기

1. 약물 관련 임플란트 실패

2018년 6차 ITI Consensus Statement에서 '약물 관련 임플란트 실패(Medication-Related Dental Implant Failure)'에 대한 내용이 발표되었습니다. 특정 약물군이 임플란트 실패와 관련되어 있다는 내용이 공식화된 것입니다. 2023년 7차 ITI Consensus Statement가 발표되었으나, 관련 내용의 업데이트는 없었습니다. 이에 6차 Consensus의 '약물 관련 임플란트 실패'에 대한 내용을 정리하고 논의해보고자 합니다. 임플란트 실패와 관련이 있는 약물군은 크게 아래 두 가지입니다.

1) 선택적 세로토닌 재흡수 억제제(SSRI)

선택적 세로토닌 재흡수 억제제(Selective serotonin reuptake inhibitors, SSRI)는 항우울제 중에서도 국내에서 처방 빈도가 매우 높은 약물군입니다.

[관련 약물]

Citalopram, Dapoxetine, Escitalopram, Fluoxetine, Fluvoxamine, Indalpine, Paroxetine, Sertraline, Venlafaxine, Zimelidine 등

2) 양성자 펌프 억제제(PPI)

양성자 펌프 억제제 (Proton pump inhibitors, PPI)는 NSAIDs 처방 시 위 보호를 위해 병용 처방되는 약물군으로 널리 알려져 있지만 위궤양, 십이지장궤양, 역류성 식도염의 치료제로도 많이 사용됩니다.

[관련 약물]
Omeprazole, Lansoprazole, Pantoprazole, Dexlansoprazole, Esomeprazole, Rabeprazole 등

3) 고려사항

위의 발표 결과는 아쉽게도 '관련성이 있는 것이 분명하다'는 것이 전부입니다. 어떤 약물을 어느 기간 복용한 경우에 해당하는지, 약물 중단이 필요한지 등에 대한 내용은 논의되고 있지 않습니다.

그러나 임플란트 수술을 계획 중인 환자의 병력 조사 시, 위에서 언급한 관련 약물의 복용 여부를 확인하고, 환자에게 임플란트 실패 가능성 증가에 대해 고지해 주는 것은 일리가 있습니다. SSRI 중 Escitalopram (렉사프로), Fluoxetine (푸로작), Sertraline (졸로푸트), Paroxetine (팍실) 등은 국내 항우울제 시장에서 점유율이 높은 약물이기 때문에 치과 원장님들께서는 환자의 약물 투약력을 확인하실 때 이를 고려하시는 것이 좋습니다.

또한 임플란트 치료 환자에게 위장약 처방 시, PPI가 아닌 다른 계열의 위장약을 처방하는 것이 보다 바람직합니다. NSAIDs 처방 시 병용 처방하는 위장약들 중 저용량의 PPI 계열 약물들이 많으므로 (–prazole) 다음과 같은 대체약을 파악하고 있는 것이 좋습니다.

임플란트 치료를 위한 위장관 보호약제

<table>
<tr><th>성분명</th><th>상품명 예시</th><th>1회 투약량</th><th>1일 투여 횟수</th><th>용법</th></tr>
<tr><td>Misoprostol 200μg</td><td>싸이토텍정,
가스토텍정</td><td>1</td><td>2–4</td><td>식사 시 및 취침 시 복용</td></tr>
<tr><td colspan="5">Misoprostol은 NSAIDs로 인해 저하된 프로스타글란딘을 보충하여 위 보호 효과를 나타냅니다. 다만 복통이나 설사와 같은 부작용이 흔하게 나타날 수 있으며, 임산부에게는 유산을 유발할 수 있어 금기 약물입니다.</td></tr>
<tr><td>Artemisia Herb 95% ethanol ext. 60mg</td><td>스티렌정</td><td>1</td><td>3</td><td>–</td></tr>
<tr><td colspan="5">애엽(쑥) 추출물로 프로스타글란딘 생성을 촉진하고 위 방어기능과 회복기능을 강화하는 천연물 성분의 약제입니다. 위염치료 및 NSAIDs 투여로 인한 위염의 예방에 효과가 있습니다.</td></tr>
</table>

※ 보다 상세한 내용은 이 책의 〈소화기용제 및 정장제〉 챕터를 참고하시기 바랍니다.

기타 약물에 대한 논의

6차 ITI Consensus에서 언급은 되었으나 임플란트 실패율 증가와 관련성이 없거나 불분명한 약물입니다.

- NSAIDs 복용과 임플란트 실패율 사이의 연관성은 불분명합니다.
- 특정 항고혈압약의 장기복용과 임플란트 실패율 사이의 연관성은 불분명합니다.
- 골다공증 치료와 관련된 비스포스포네이트 섭취는 임플란트 실패율 증가와 관련이 없었습니다.

2. MRONJ

Bisphosphonate계(BPs) 약물 투여로 인한 악골 괴사증, 즉 BRONJ (bisphosphonate related osteonecrosis of jaw)으로 불리었던 질병명은 2014년부터는 원인 약물로 Denosumab이 추가되면서 MRONJ (medication related osteonecrosis of jaw)로 변경되었습니다. BPs와 Denosumab은 골다공증 치료제로 널리 사용되는 약물이며, 암환자나 다발성 골수종 환자의 뼈 전이 등 악성종양의 치료 시에는 약 10배 정도의 고용량이 투여됩니다. BPs 약제로는 Alendronate (포사맥스), Risedronate (악토넬), Pamidronate (파노린), Ibandronate (본비바), Zoledronate (조메타) 등이 있으며, 경구용 정제 또는 정맥주사제로 투여합니다. Denosumab (프롤리아)은 피하주사제가 시판되어 있습니다.

아래 내용은 2022년 미국구강악안면외과학회 (American Association of Oral and Maxillofacial Surgery, AAOMS)의 position paper를 기반으로 MRONJ 환자의 치과치료 시 유의사항에 대해 정리한 것입니다.

MRONJ 정의

① 골흡수 억제제를 투여받은 병력이 존재

② 8주 이상 지속적으로 노출되거나 노출되지 않았더라도 누공을 통해 탐침가능한 턱뼈

③ 턱에 방사선치료를 받은 경험이 없으며, 턱에 골 전이성 병변이 없는 경우

1) 병인론 및 휴약기

(1) 원인 약물

BPs나 Denosumab 이외의 다른 약물 병용투여에 의한 MRONJ 발생 가능성도 있으나, 현재까지 원인 약물로 규명된 것은 BPs와 Denosumab입니다. MRONJ 유발 가능성에 대해 연구 중인 약물로는 골다공증 치료제인 Romosozumab (이베니티)이 대표적입니다.

(2) 발병률

① 골다공증 환자

BPs로 인한 MRONJ 위험은 0.02-0.05%이며, Denosumab으로 인한 위험은 0.04-0.3%로 보고되었습니다.

② 악성종양 환자

Zoledronate 및 Denosumab에 의한 MRONJ 위험은 5% 미만의 비슷한 위험도를 보인다고 보고되었습니다.

(3) 약물 투여기간과의 연관성

BPs나 Denosumab을 장기투여한 과거력이 MRONJ 발병에 위험요소일 수 있으나, 일치된 근거는 없습니다. 즉, 장기간의 골흡수 억제제 투여가 MRONJ 위험요소일 수 있으나 그 위험도는 낮다고 볼 수 있습니다.

(4) 휴약기(Drug holiday)

최신 지침에 의하면 골흡수 억제제의 휴약기에 대한 합의된 사항은 없습니다. 획일화된 가이드라인을 따르기보다는 환자 증례별 특성에 따른 다양한 접근이 필요합니다. 발치나 침습적인 치과치료 전 휴약기를 가지는 것이 MRONJ 발생률 감소에 도움이 되지 않는다는 연구 결과들도 있습니다.

특히 골다공증 치료 목적으로 Denosumab을 투여 중인 경우에는, 휴약으로 인한 골절 위험이 증가할 수 있어 휴약이 추천되지 않았습니다. 그러나 골다공증 치료 시 Denosumab은 6개월에 한 번씩 피하에 투여하기 때문에, Denosumab 투여 일정에 맞추어 치과수술 일정을 정하는 전략을 택할 수 있습니다. 즉, 치과수술이 예정된 경우라면 Denosumab 마지막 투여 후 3-4개월 뒤에 치과수술을 시행하고, 그로부터 6-8주 후에 계획된 다음 Denosumab을 투여하는 방법을 제시하였습니다.

Pop-up Q&A

Q. 최신 지침에 따라 골흡수 억제제의 휴약기 없이 치과수술을 하려니 뭔가 찝찝합니다. 좋은 방법이 있을까요?

A. 다음과 같은 전략을 사용하시길 바랍니다.

2022년 AAOMS와 2021년 대한골대사학회·대한구강악안면외과학회(KSBMR·KAOMS)의 지침을 절반씩 적용하는 것입니다. 아래 지침은 골다공증 치료 목적의 골흡수 억제제 투여의 경우에 적용 가능합니다. 지침은 수시로 업데이트될 수 있으므로 정기적으로 확인하시는 것을 추천합니다.

	골흡수 억제제 휴약기간	골흡수 억제제 투약 재개 시점	적용 지침
BPs	치과수술 2개월 전부터 휴약	점막이 완전히 치유된 후	2021 KSBMR·KAOMS
Denosumab	휴약기간 없이 마지막 투여 3-4개월 후에 치과수술 시행	치과수술 6-8주 경과 후	2022 AAOMS

2) 병기에 따른 치과치료 방안

아래 표를 참고하여 높은 병기의 치료는 그 전단계 치료들에 추가하여 시행합니다.

	정의	치과적 처치
At Risk	골흡수 억제제를 투여받았으나 증상이나 괴사골이 없는 경우	구강위생관리, MRONJ 위험성 교육
Stage 0	뼈 노출은 없으나 달리 설명될 수 없는 임상적, 방사선학적 변화가 있는 경우	+ 필요시 통증 조절
Stage 1	무증상의 노출되고 괴사된 뼈 또는 누공을 통해 뼈가 탐침 가능한 경우, 감염이나 염증은 없어야 함	+ 노출된 뼈에 대한 국소적 창상관리, 항균제 가글, 분리된 부골 제거
Stage 2	유증상의 노출되고 괴사된 뼈 또는 누공을 통해 뼈가 탐침 가능한 경우, 감염이나 염증이 있어야 함	+ 전신적 항생제 투여
Stage 3	치조골 너머로 연장된 괴사골, 병적골절, 구강외 누공, 구강-상악동(비강) 개통, 하악골 하연이나 상악동저까지 연장된 골용해	+ 전신적 상태가 개선된다면 수술치료 고려

※ Stage 1부터는 비수술적 치료가 실패한 경우, 장기간의 비수술적 치료를 시행하기보다는 외과적 절제술을 동반한 수술적 치료가 권장됩니다. 따라서, Stage 1 이상이며 보존적 치료로 호전되지 않는 MRONJ 환자는 상급 치과의료기관으로 의뢰하는 것이 바람직합니다.

3) MRONJ의 약물치료

저자가 추천하는 MRONJ의 단계별 추천되는 약물처방은 다음과 같습니다.

(1) Stage 1

Pentoxifylline과 Tocopherol의 복합 투여 프로토콜인 'PENTO 프로토콜'을 적용합니다.

- Pentoxifylline: 혈관 확장, 적혈구 유연성 증가, 혈액점도 감소를 통해 말초 혈류순환을 개선하는 약물
- Tocopherol: 토코페롤(비타민E) 제제로 말초순환기능장애의 보조요법으로 사용 (Pentoxifylline과 Tocopherol은 출혈 경향을 높일 수 있는 약물로 수술이 계획된 경우 중단이 필요함)

<table>
<tr><th>성분명</th><th>상품명 예시</th><th>1회 투약량</th><th>1일 투여 횟수</th><th>총 투약일수</th><th>용법</th></tr>
<tr><td>Pentoxifylline 400mg</td><td>트렌탈서방정400, 페렌탈정</td><td>1</td><td>2–3</td><td>14</td><td rowspan="2">PENTO protocol</td></tr>
<tr><td>Tocopherol 400 I.U</td><td>그랑페롤연질캡슐 400IU</td><td>1</td><td>2</td><td>14</td></tr>
<tr><td>0.12% Chlorhexidine gargle</td><td>클로르헥시딘액, 헥시딘가글액</td><td>1</td><td>1</td><td>1</td><td>노출되거나 괴사된 골 표면의 biofilm 제거를 위해 1일 2–3회 사용</td></tr>
<tr><td>Acetaminophen 500mg</td><td>타이레놀정, 타이센정</td><td>1</td><td>3</td><td>14</td><td rowspan="2">통증 조절 필요시</td></tr>
<tr><td>+/− Ibuprofen 400mg</td><td>부루펜정, 다이아펜정</td><td>1</td><td>3</td><td>14</td></tr>
<tr><td rowspan="2">Tramadol 50mg 또는 Acetaminophen/Tramadol</td><td>트리돌캡슐50mg, 트로돈캡슐</td><td>1</td><td>3</td><td>7</td><td rowspan="2">조절되지 않는 통증, 신경병성 통증이 있는 경우 처방 (PRN)</td></tr>
<tr><td>울트라셋정, 트라미펜정</td><td>1</td><td>3</td><td>7</td></tr>
</table>

(2) Stage 2 이상

PENTO 프로토콜 포함한 Stage 1 처방을 동일하게 적용하고, 아래 항생제 목록 중 하나를 추가로 처방합니다.

- MRONJ 환자의 괴사골에서는 높은 비율의 그람음성균이 관찰되므로, Amoxicillin Clavulanate 복합제를 처방할 수 있습니다.
- 만약 β-lactam계 항생제에 저항성이 있는 경우, 퀴놀론계 항생제 사용이 추천됩니다. 그람음성균 및 그람양성균에 효과가 있으며, 약하지만 혐기성균에도 일부 효과가 있는 Levofloxacin이나 Moxifloxacin을 사용 가능합니다.

성분명	상품명 예시	1회 투약량	1일 투여 횟수	총 투약일수	용법
Amoxicillin Clavulanate 625mg	오구멘틴정, 유크라정	1	3	14	
Levofloxacin 500mg	크라비트정, 레보펙신정	1	1	14	베타락탐 항생제에 저항성이 있는 경우 퀴놀론계 항생제 사용
Moxifloxacin 400mg	아벨록스정, 모벨록신정	1	1	14	

※ PENTO protocol을 포함한 Stage 1 처방을 동일하게 적용하고, 위 항생제 목록 중 하나를 추가로 처방합니다.

(3) 투약 시 주의사항

관혈적 치과치료 후에는 경구 스테로이드 제제를 처방하지 않아야 합니다. 스테로이드는 MRONJ 발생 위험 증가와 연관되어 있으며, 골흡수 억제제와 함께 투여되는 경우 더욱 그러합니다. At risk 또는 Stage 0 환자에게 경구 스테로이드를 처방하여 MRONJ가 악화되는 일이 없도록 주의가 필요합니다.

참고

2023년 7차 ITI Consensus Report 중 '골 항상성에 영향을 미치는 약제가 장단기 임플란트 실패에 미치는 영향'에 관한 합의 성명의 내용은 다음과 같습니다.

1. 골다공증 치료와 같은 저용량의 골흡수 억제제 치료요법을 시행받는 환자에서 임플란트 식립 후 조기 임플란트 실패율은 Bisphosphonate 요법을 시행받지 않은 환자에 비해 높지 않습니다.
2. 저용량 Bisphosphonate 요법이 장기간 임플란트 생존에 미치는 영향은 결론 내릴 수 있을 만큼 충분히 보고되지 않았습니다.
3. 저용량 Denosumab 요법이 임플란트 식립 후의 실패 및 기존 임플란트의 실패에 미치는 영향은 결론을 내릴 수 있을 만큼 충분히 보고되지 않았습니다.
4. 저용량 또는 고용량의 골흡수 억제제를 투여받은 환자에서 골증대술의 예후와 합병증에 대한 내용은 결론을 내릴 수 있을 만큼 충분히 보고되지 않았습니다.
5. 고용량의 골흡수 억제제를 투여받은 환자에서 임플란트의 초기 및 후기 실패율은 결론을 내릴 수 있을 만큼 충분히 보고되지 않았습니다.
6. 저용량 또는 고용량의 골흡수 억제제를 투여받은 환자에서 임플란트와 연관된 부골화 (implant-related sequestration, IRS)/MRONJ가 보고되었습니다.
7. MRONJ에서 절제수술 및 치유 후의 임플란트 지지형 구강 재활 치료는 결론을 내릴 수 있을 만큼 충분히 보고되지 않았습니다.
8. 골 대사에 영향을 미치는 기타 약물 (Methotrexate, Corticosteroid, 혈관형성억제제, Romosozumab)이 임플란트 식립 후의 실패 및 기존 임플란트의 실패에 미치는 영향은 결론을 내릴 수 있을 만큼 충분히 다루어지지 않았습니다.
9. 골흡수 억제제의 휴약기를 갖는 것이 임플란트 식립 후의 임플란트 실패 또는 MRONJ 발병에 미치는 잠재적 영향은 결론을 내릴 수 있을 만큼 충분히 보고되지 않았습니다.

3. 전신질환자의 약물처방 시 주의사항

전신질환을 다루는 서적들은 이미 많습니다. 그러나 약물을 이야기할 때, 전신질환을 빼놓고 말하기란 어려운 일이기 때문에, 대표적인 전신질환에 대해 간략하게 서술하고, 약물처방 시 주의사항을 알아보도록 하겠습니다.

1) 순환기 질환

고혈압, 심부전, 관상동맥질환(협심증, 심근경색), 부정맥 등 각 질환별로 치과치료 시 주의해야 할 사항들은 내과 주치의와 상의하여 결정하는 것이 기본입니다.

※ 치과치료 시행 전, 수축기 혈압 180mmHg, 이완기 혈압 110mmHg 이상인 경우 계획된 치과치료는 중단하고, 내과 주치의에게 의뢰하여 혈압 조절 후 진행하는 것을 추천합니다.

(1) 투약 시 주의사항

① 국소마취제

대부분의 순환기 질환에서 치과 국소마취 시 Epinephrine 양을 0.04mg 이하로 제한하도록 권고합니다. 안전을 위하여 가능한 최소량의 마취제만 사용해야 하며, 앰플은 2개 이하로 사용하는 것이 안전합니다.

	1개 앰플 Epi. 함유량(mg)	2개 앰플 Epi. 함유량(mg)
2% lidocaine with 1:10만 Epi.	0.018	0.036
2% lidocaine with 1:8만 Epi.	0.0225	0.045

② 진통제

NSAIDs는 심혈관 부작용 및 출혈 경향 증가 위험이 있으므로 처방하지 않는 것이 좋습니다. 진통제 처방이 필요한 경우 Acetaminophen을 처방하고, 만약 NSAIDs를 처방할 경우 부작용과 출혈 경향 증가에 대비해야 하며, 심혈관계 부작용이 비교적 적은 편으로 알려진 Naproxen을 고려하는 것이 좋습니다.

NSAIDs가 심혈관계에 미치는 악영향

- 혈압약의 효과를 감소시킵니다.
- 만성적인 NSAIDs 사용 시 평균 혈압이 5mmHg 상승합니다.
- 신혈류를 저하시켜 나트륨과 수분 배출을 감소시킵니다.
- 위 결과로 인해 심장기능이 악화될 수 있습니다.
- 항혈소판제나 항응고제를 복용 중인 경우, NSAIDs 사용 시 출혈경향성을 더욱 높일 수 있습니다.

③ 예방적 항생제 투여 필요 여부

이 책의 〈예방적 항생제〉 챕터를 참고하시기 바랍니다.

(2) 주의 약물

심혈관계 질환을 유발 또는 악화시킬 수 있다고 보고된 약물 중 치과 관련 약물은 다음과 같습니다.

분류	성분명	영향
마취제	Bupivacaine	교감신경 활성 감소, 나트륨 채널 전도도 억제
항진균제	Fluconazole	QT 지연에 의한 다형성 심실빈맥
	Itraconazole	심근수축 억제효과
항생제	Macrolide계 (Azithromycin, Clarithromycin)	QT 지연에 의한 다형성 심실빈맥
	퀴놀론계 (Ciprofloxacin, Levofloxacin)	
항구토제	Domperidone	
	Ondansetron	
진통제	NSAIDs (COX-2 selective 포함)	나트륨 및 수분 저류
스테로이드	Steroids	나트륨 및 수분 저류
비충혈제거제	Pseudoephedrine, Phenylephrine	교감신경계의 흥분을 통한 고혈압 유발

2) 당뇨병

당뇨병 환자는 혈류장애 및 면역력 저하로 인해 창상 치유 지연 및 술후 감염 위험 증가 등의 부작용이 나타날 수 있습니다. 치과에서 관혈적 처치를 받은 후, 중증 감염으로 빠르게 이환되어 의뢰되는 환자들 중 당뇨병 환자의 비율이 높다고 느끼고 있습니다. 당뇨병 환자의 치과치료 시, 환자의 당화혈색소 수치(HbA1c)와 최근 혈당 수치를 파악하는 것은 매우 중요합니다. 이 책의 〈알면 좋은 참고자료〉에 소개한 '나의 건강관리' 어플을 통해 최근 혈액검사 결과를 확인할 수 있습니다.

※ HbA1c 8.0% 이상, 공복 혈당 180mg/dL 이상인 경우 혈당 조절이 불량한 것으로 간주되어, 치과수술 시행 시 위험부담이 큽니다. 따라서 내과적 치료와 치주치료를 병행하며 혈당 수준을 낮추고, 치주 상태를 개선시킨 이후 침습적인 수술을 시행하는 것을 추천합니다. 치주질환 치료는 혈당조절에도 효과가 있으며, 당뇨병의 여러 합병증을 감소시킬 수 있어 유익합니다.

(1) 투약 시 주의사항

① 진통제

당뇨병은 만성 신장질환의 주요한 원인 질환으로, 당뇨병 환자의 약 30%에서 신장질환이 발생합니다. 이러한 환자에게는 신독성이 있는 NSAIDs의 처방에 유의해야 하며, 진통제가 필요한 경우 Acetaminophen이 보다 적절합니다.

② 경구 스테로이드제

전신 스테로이드 투여 시 혈당이 상승하여 당뇨병을 악화시킬 수 있으며, 고혈당으로 인한 합병증 발생 위험이 높아집니다. 침습적 수술 후 염증 및 부종이 우려된다면, 경구 복용약 대신 스테로이드 주사를 병소 내 국소 투여함으로써 전신 부작용의 위험을 낮출 수 있습니다.

③ 일부 항생제

- Cephalexin: 당뇨병 치료제인 Metformin의 배설을 방해하여 약효를 증가시키며, 저혈당 위험을 높입니다.

- Tetracycline계: Tetracycline, Minocycline, Doxycycline 등은 인슐린 또는 특정 당뇨병 약물과 병용 시 저혈당 위험이 증가할 수 있습니다.
- Quinolone계: Ciprofloxacin, Levofloxacin, Ofloxacin 등은 일부 당뇨병 치료제와 병용 시 저혈당을 발생시킬 수 있습니다.

④ 예방적 항생제 투여 필요 여부

2022년 ADA에서는 환자가 감염 소인이 있는 경우가 아니라면, 예방적 항생제 투여는 부적절하다고 하였습니다. 한편 2018년 유럽 근관치료학회 Position paper에서는 조절되지 않는 당뇨병 환자를 면역기능 저하자로 분류하여 근관치료 전 예방적 항생제 투여의 적응증에 해당한다고 보았습니다. 자세한 내용은 본문의 〈예방적 항생제〉 챕터를 참고하시길 바랍니다.

(2) 참고 상병코드

코드	상병명
E10.62	구강 및 치주 합병증을 동반한 1형 당뇨병(치주질환명에 다른 세부항목)
E11.62	구강 및 치주 합병증을 동반한 2형 당뇨병(치주질환명에 다른 세부항목)

3) 간질환

알코올성 간질환, 지방간, 바이러스성 간염, 간경화 등 다양한 간질환을 보유한 환자분들을 예상외로 자주 마주하게 됩니다. 간질환을 진단받은 환자 외에도 간기능 저하에 대비해야 하는 환자군이 있습니다. 바로 한약 또는 건강기능식품의 장기 복용, 잦은 음주, 그리고 과도한 비만인 경우가 그에 해당합니다.

간기능 저하 시, 간에서 대사되어 담즙으로 배출되는 수많은 약물들의 배설이 지연되며, 부작용 발생 위험이 높아집니다. 따라서 투여 약물 용량을 조절하거나, 특정 약물 처방을 피하는 것이 안전합니다. 또한 심각한 간질환 환자의 경우 출혈 경향이 높아질 수 있으므로 이를 함께 고려해야 합니다.

(1) 투약 시 주의사항

① 국소마취제

Lidocaine은 간에서 대사되므로 최소량을 사용하도록 합니다. Articaine은 혈장에서 주로 대사되므로 간질환자에게 더 적합합니다.

② 항생제

Penicillin계 항생제와 1, 2세대 세팔로스포린계 항생제는 주로 신장에서 배설되므로 간질환으로 인한 영향은 미미하다고 보고되어 있습니다. 따라서 간질환 환자에게 항생제 처방 시, Amoxicillin 단독 제제 또는 1, 2세대 세팔로스포린계 항생제를 사용하는 것이 바람직합니다.

- Amoxicillin은 일부만 간에서 대사되나, Clavulanate는 주로 간에서 대사되므로 Amoxicillin Clavulanate 복합제는 사용 시 주의가 필요합니다.
- 3세대 세팔로스포린계 항생제 중 Cefotaxime을 비롯한 몇몇 약물은 간 대사에 영향을 받습니다.
- Quinolone계 항생제는 불안 등의 뇌신경계 부작용에 간질환자가 보다 민감할 수 있어 투여 시 주의가 필요합니다.
- Clindamycin과 Azithromycin, Clarithromycin은 간에서 주로 대사되므로 투여하지 않는 것이 좋습니다.
- Metronidazole은 약 30–60%가 간에서 대사되므로 경증 간질환 환자에서는 용량조절이 불필요하나, 중증 간질환 환자에서는 투여 시 용량 감소가 필요합니다.

③ 진통제

결론부터 적자면, 중증 간질환 환자일수록 진통제는 반드시 필요한 경우에 한하여 최소 용량만을 단기간 처방하되, 알코올성 간질환이 아닌 경우 Acetaminophen을 우선적으로 처방합니다. 다만 Acetaminophen의 1일 최대용량은 건강한 사람의 절반 용량인 하루 2g 미만으로 제한하여 처방하도록 합니다.

Acetaminophen이 대부분 간에서 대사되므로 Acetaminophen이 아닌 NSAIDs

가 보다 안전하다는 이야기가 있지만, 정확한 사실은 아닙니다. Acetaminophen은 진행된 간경변증 환자에서도 짧은 반감기를 보여 단기간 통증 조절에 우선적으로 선택되며, NSAIDs는 간질환 환자에서 위장출혈, 신기능 저하 등의 부작용을 초래할 수 있어 안전하게 투여할 수 없는 약물에 속합니다. 설문에 의하면 대부분의 소화기내과 전문의 역시 간경화 환자에게 Acetaminophen을 1차 선택약으로 용량을 조절하여 투여하고 있습니다.

다만 알코올성 간질환 환자는 Acetaminophen의 간독성에 더욱 민감하므로 투여를 주의하고, 간질환 환자에게 Acetaminophen 투여 시 반드시 알코올 섭취를 반드시 금하도록 해야 합니다. 오래 금식을 하고 있는 환자에서 역시 Acetaminophen 투여 시 독성 반응이 상승할 수 있으므로 주의합니다.

NSAIDs 사용 시 위장관 출혈 위험을 줄이기 위해 소화성 궤양 용제를 병용 투여하는 것을 고려합니다. Celecoxib는 투여 시 이상 반응을 반드시 관찰하고, 중등도의 간장애 환자에서는 권장량의 약 50% 감소가 필요합니다. Aceclofenac은 간질환 환자에게 처방 시 1일 100mg을 투여하도록 하고(상용량 1일 200mg), 중증 간장애 환자에서는 처방을 삼가도록 합니다.

④ 스테로이드

스테로이드의 대사는 간질환의 영향을 적게 받으므로 만성 간질환 환자에서 대개 감량이 필요하지 않으나, 신중하게 관찰하며 투여해야 합니다. 다만 혈청 알부민이 낮은 경우 부작용이 나타날 수 있어 감량이 필요할 수 있습니다.

⑤ Benzodiazepines

일반적으로 벤조디아제핀계 약물은 간대사를 거치는 약물로 간질환 환자에게 투여 시 혈중농도 증가로 부작용이 발생할 수 있으나, Lorazepam은 간질환 환자에서도 비교적 비교적 안전하게 투여 가능하다고 보고되어 있습니다.

(2) 주의 약물 목록

다음은 치과에서 주로 처방하는 약물 중, 간질환 환자에게 투여 시 주의가 필요한 약물의 목록입니다. 대부분의 약물이 특이사항에서 '간질환 환자에서 신중투여, 중증 간장애 환자에서는 투여 금기'와 같은 내용을 포함하고 있으므로 상세한 내용은 생략하였습니다.

분류	성분명
항생제	Amoxicillin Clavulanate
	Azithromycin
	Cefotaxime
	Clarithromycin
	Erythromycin
	Metronidazole
	Roxithromycin
진통제	Acetaminophen
	Celecoxib
	Etodolac
	Diclofenac
	Hydrocodone/ Acetaminophen
	Ibuprofen
	Ketoprofen
	Ketorolac
	Naproxen
	Tramadol
항히스타민제	Ebastine
	Cetirizine
	Hydroxyzine
스테로이드	Prednisolone

분류	성분명
소화기용제	Cimetidine
	Famotidine
	Loratadine
	Ranitidine
	Esomeprazole
	Lansoprazole
	Omeprazole
	Pantoprazole
	Rabeprazole
위장관 운동 촉진제	Domperidone
	Mosapride
Benzodiazepines	Clonazepam
	Diazepam
	Lorazepam
	Midazolam
TCA 항우울제	Amitriptyline
	Nortriptyline
항전간제	Carbamazepine
항진균제	Itraconazole
	Voriconazole

4) 신장질환

신장질환자에게 약물을 처방할 때는 반드시 신장기능 검사 결과를 참고하여 약물의 종류 및 용량, 투여간격 등을 조절해야 합니다. 신기능 저하를 고려하지 않고 투여한 약물로 인해 잔존 신기능이 악화되거나 약물의 독성 반응이 나타날 수 있으므로 주의가 필요합니다.

또한 신장질환자는 고혈압, 심부전, 면역기능 저하, 골다공증 등 여러 만성질환과 밀접하게 연관되어 있어, 치과치료 전 면밀한 의과력 파악이 굉장히 중요하며 내과 주치의와 소통하는 과정을 거칠 수 있도록 해야 합니다.

(1) 약물의 용량조절

약물처방 시 크레아티닌 청소율(creatinine clearance, CrCl) 또는 사구체여과율(glomerular filtration rate, GFR)을 확인하여 그 값에 따라 약물 용량 또는 투여 간격을 조절합니다. 〈알면 좋은 참고자료〉에 소개한 '나의 건강관리' 앱을 통해 환자의 최근 혈액검사 결과 중 신장기능 관련 결과값을 확인할 수 있습니다.

- CrCl: 신장이 1분당 몇 mL의 크레아티닌을 여과하고 있는지를 의미합니다. 정상 범위는 85–125mL/min
- GFR: 신장이 혈액을 1분당 얼마나 걸러내는가를 의미합니다. 정상 범위는 90–120mL/min/1.73m^2

(2) 투석 환자에서의 약물처방

복막투석(peritoneal dialysis) 시에는 일반적으로 혈액투석(hemodialysis)에 비해 약물제거가 적으나, 혈액투석 시에는 많은 약제들이 투석막을 통하여 제거됩니다. 따라서 복막투석이나 혈액투석을 시행 중인 환자에서 약물을 처방할 경우, 투석에 의한 영향을 받지 않는 약제를 사용하거나, 투석 이후에는 약물의 추가 투여가 필요할 수 있음을 고려해야 합니다. 이와 관련된 내용은 약제별, 연구별로 조금씩 다를 수 있으므로, 약물의 상세 정보를 확인하는 것이 좋습니다.

(3) 투약 시 주의사항

치과에서 주로 처방하는 약물 중 만성 신장질환자에게 처방 시 주의가 필요한 약물은 다음과 같습니다.

코드	상병명
진통해열제	NSAIDs, 고용량의 Aspirin
항생제	Penicillins, Cephalosporins, β-lactamase inhibitors, Quinolones, Aminoglycosides 등
항바이러스제	Acyclovir, Ganciclovir 등 (다른 자료에 의하면 Famciclovir와 Valacyclovir도 주의 약물에 해당합니다.)
PPI	Dexlansoprazole, Esomeprazole, Lansoprazole, Omeprazole, Pantoprazole, Rabeprazole

※ 대한의학회 〈2022년 만성콩팥병 환자에서의 임상진료지침〉 중 일부 발췌

① 진통제

Acetaminophen은 용량 감량이 불필요한 장점이 있으므로 중등도 이하의 통증 환자에서 선호됩니다. 그 이상의 통증에서는 직접적인 신독성이 없는 Tramadol이 선호되나 심각하게 진행된 만성 신장질환자에서는 주의가 필요합니다. 다음의 이유로 NSAIDs는 거의 금기에 해당합니다. 선택적 COX-2 저해제인 Celecoxib는 소화기계 부작용은 적으나 신기능 저하 부작용에는 큰 차이가 없습니다.

신장질환에서 NSAIDs 사용을 피해야 하는 이유

- 신장질환자들은 다양한 고혈압 약제를 복용 중인 경우가 많은데, 각종 이뇨제 및 항고혈압제는 NSAIDs와의 약물 상호작용으로 인해 그 효과가 저하되는 경우가 많습니다.
- 투석 환자들은 체외에서 혈액이 응고되는 것을 막기 위해 항응고제를 투여 중인 경우가 많으므로 NSAIDs 병용 시 출혈 위험이 높아집니다.
- NSAIDs 투여 시 신혈류량을 감소시켜 신기능 저하로 부종이 발생하거나 전해질 불균형이 초래될 수 있습니다.

② 항생제

- Azithromycin은 신장애 환자에서 용량조절이 불필요하며, 투석 시에도 추가 투여가 필요하지 않다는 장점이 있습니다.
- 신기능 저하 시 반감기의 저하로 Tetracycline계 항생제는 체내 축적될 수 있어 사용을 금하지만, Doxycycline은 필요시 주의 하에 용량조절 없이 사용할 수 있는 것으로 보고되었습니다. Doxycycline은 투석에 의한 영향을 받지 않으므로 투석 후 추가 용량 투여가 불필요합니다.
- 세팔로스포린계 항생제는 종류가 매우 많으므로, 약물마다 다른 특성을 보입니다. 세대별로 묶어 고려할 수 없으므로 주의해야 합니다.

※ 신장질환에게 항생제로 인한 소화불량에는 Mosapride 성분의 위장관운동촉진제를, 설사에는 메디락에스장용캡슐 또는 락토웰장용캡슐 등의 정장제를 안전하게 처방할 수 있습니다.

③ 소화기용제

2010년대 초반까지 PPI가 신장애 환자들에게 안전하게 투약 가능한 약제로 분류되었으나, 1년 이상의 장기투여 시 신독성이 나타날 수 있는 것으로 보고되면서 신장애 주의 약물로 변경되었고, 최근의 대한의학회 지침에도 이러한 내용이 반영된 것으로 보입니다. 현재 PPI 제제들의 약물 상세정보에 의하면 신장애 환자에서 용량조절 없이 투약 가능한 것으로 나와있으나, 장기투여할 경우에는 신독성 발생에 대한 주의가 필요합니다.

치과에서 PPI를 처방하는 경우는 NSADIs 처방으로 인한 위장관 보호 목적의 병용처방이 대부분일 텐데, 신장질환자에게 NSAIDs는 금기약물이나 마찬가지이므로 PPI도 처방하실 일이 없을 것으로 보입니다.

(4) 약물 용량 및 투여간격 조절

신장질환자에게 약물 투여 시 용량 또는 투여 간격 조절 용법은 다음과 같습니다. 한국의약품안전관리원에서 2017년 발행한 〈신질환 환자에 대한 의약품 적정사용 정보집〉을 참고하시면 더 많은 약물에 대한 정보를 확인 가능합니다.

성분명	신질환 시 주의사항	투석 시 주의사항
진통제		
Acetaminophen	• CrCl 10–50mL/min: q6h • CrCl<10mL/min: q8h	투석됨(20–50%) CrCl<10mL/min: q8h
Aceclofenac	• 중증 신장애 환자: 투여 금기 • 신장애 또는 그 병력이 있는 환자: 신중투여	관련자료 없음
Ibuprofen	• 심한 신장애 환자에서 금기 • 과량투여 시 신부전 유발 가능 • 용량조절 불필요	투석되지 않음
스테로이드		
Prednisolone	신중투여 (배설 지연으로 부작용 발생 가능)	약간 투석됨(7–17.5%) 혈액투석 시 보충투여 필요 복막투석 시 보충투여 불필요
항생제		
Amoxicillin	경–중등도 신장애 환자에서는 용량조절 불필요 • GFR 10–30mL/min: 250mg or 500mg, q12h • GFR<10mL/min: 250mg or 500mg, q24h	투석됨(20–50%) 250mg or 500mg, q24h 투석 중, 후 추가용량 투여 필요
Azithromycin	• GFR≥80mL/min: 용량조절 불필요 • GFR<10mL/min: 신중투여	용량조절 불필요
Cefaclor	• CrCl 10–50mL/min: 정상용량의 50–100% • CrCl<10mL/min: 정상용량의 50%	혈액투석됨(20–50%) 혈액투석 후 250mg 보충투여 복막투석 시 250mg씩, q8–12h
Clarithromycin	CrCl≤30mL/min: 50% 용량 투여	투석 완료 후 투여
Doxycycline	• 용량조절 불필요 • 장기투여 시 약물의 혈청농도 측정 필요	용량조절 불필요
소화기용제		
Famotidine	신중투여 (혈중농도가 지속됨) • CrCl>50mL/min: 정상용량 투여 • CrCl<50mL/min: 50% 용량 투여	투석 시 24시간마다 0.125mg/kg 추가 투여
Lansoprazole	용량조절 불필요	주목할 정도로 제거되지 않음

성분명	신질환 시 주의사항	투석 시 주의사항
기타 제제		
Acyclovir	단순포진 감염증의 경구 치료 시 CrCl<10mL/min: 200mg씩, q12h	• 혈액투석 시 약 60% 제거되므로 투석 후 보충투여 필요 • 복막투석 후 보충투여 불필요
Amitriptyline	용량조절 불필요	용량조절 불필요
Carbamazepine	• 경증: 용량조절 불필요 • 중등도 이상: 투여 금지	용량조절 불필요
Diazepam Lorazepam	• 신중투여, 배설지연 가능 • 용량조절 불필요	• 거의 투석되지 않음 • 용량조절 불필요

※ CrCl<10mL/min은 중증 신장애에 해당합니다.

5) 면역기능 저하

건강한 사람에서는 치과치료 후 정상적인 면역기능을 통해 국소적 염증반응을 거쳐 치유되는 것이 일반적입니다. 그러나 면역기능이 저하된 환자에서는 염증반응이 적절하게 나타나지 않아 정상적인 치유가 일어나기 어려울 수 있고, 병원성 미생물에 의한 감염이 쉽게 발생할 수 있어 심한 경우 감염이 주변 조직으로 확산되어 심각한 문제가 초래되기도 합니다.

(1) 환자군

아래 환자군은 일반적으로 면역기능 저하자로 간주되며, 치과치료 시 특별한 고려가 필요합니다.

- 조절되지 않는 당뇨병 환자
- 면역억제제를 복용 중인 환자
- 장기간 스테로이드를 복용 중인 환자 (스테로이드 흡입분무제 사용은 해당 X)
- 방사선치료 및 항암치료를 받은 환자
- 선천성 또는 후천성 면역결핍증
- HIV 감염증
- 만성 신부전, 신증후군
- 백혈병, 림프종
- 전신적인 악성종양
- 부신기능저하증, 쿠싱 증후군
- 자가면역질환 (류마티스 관절염, 루푸스, 크론병 등)
- 장기이식 수혜자

※ 스테로이드 장기 사용은 감염 위험을 높일 뿐 아니라 출혈 경향성을 증가시킬 수 있습니다.

(2) 투약 시 주의사항

① 경구 스테로이드

스테로이드는 강력한 면역억제기능으로 인해 염증반응을 억제하는 약물로, 면역기능이 저하된 환자에게 투여할 경우 필요 이상의 면역억제로 인해 문제가 발생할 수 있습니다. 따라서 전신적으로 작용하는 경구 스테로이드의 투여는 피하는 것이 좋으며, 반드시 필요하다면 가글이나 병소내 주사 등 국소적용을 고려합니다.

② 진통제

NSAIDs는 스테로이드와 함께 투여 시 위궤양이나 위장 출혈과 같은 위장관 부작용 발생 위험이 증가하고, 신장기능 악화 위험도 높아집니다. 진통제가 필요할 경우 NSAIDs 대신에 Acetaminophen을 사용하는 것이 안전합니다. 만약 NSAIDs를 사용할 경우 최소 용량으로 단기간만 처방하고, 소화성 궤양 용제를 함께 처방하여 위장관 부작용을 예방해야 합니다.

③ 예방적 항생제 투여 필요 여부

면역기능 저하로 인해 술후 치유부전 및 감염 위험이 있다고 판단되는 환자에게는 예방적 항생제 투여를 고려합니다. 이 책의 〈예방적 항생제〉 챕터의 내용을 참고하시길 바랍니다.

6) 항혈전제(항혈소판제, 항응고제) 복용

항혈전제(antithrombotic agent)는 작용 방식에 따라 항혈소판제(antiplatelet agent)와 항응고제(anticoagulant)로 나뉩니다. 관혈적 치과치료가 예정된 경우 의과 주치의에게 문의하여 약제 중단을 고려하는 과정이 필수적입니다.

- **항혈소판제:** 손상된 혈관벽에 혈소판이 달라붙어 혈소판 마개를 형성하는 1차 지혈 과정을 저해

[약물]
Aspirin, Clopidogrel (플라빅스), Cilostazol (실로스타졸), Ticagrelor, Ticlopidine, Prasugrel 등

• **항응고제:** 1차 지혈과정 이후 응고인자와 섬유소 활성화를 방해하여 지혈마개 형성하는 2차 지혈과정을 저해

[약물]
Warfarin, Dabigatran (프라닥사), Apixaban (엘리퀴스), Edoxaban (릭시아나), Rivaroxaban (자렐토)

과거에는 항응고제로 Warfarin이 널리 사용되었으나, 최근에는 NOAC (non-vitamin K oral anticoagulants, new oral anticoagulants)이 많이 사용됩니다. 위의 항응고제 약물 중 Warfarin을 제외한 나머지 약물들이 모두 NOAC에 해당합니다.

(1) 투약 시 주의사항

① NSAIDs

NSAIDs 복용 시 출혈 경향이 더욱 증가할 우려가 있으므로, 진통제 사용이 필요한 경우 Acetaminophen을 사용하는 것이 바람직합니다.

② 일부 항생제 및 항진균제

Warfarin 투여 중인 환자에게 안전하게 투여 가능한 항생제로는 페니실린계(Amoxicillin, Amoxicillin Clavulanate), 1세대 세팔로스포린계(Cephalexin, Cefadroxil, Cephradine) 및 Ciprofloxacin이 있습니다.
항응고제와 병용할 경우, 항응고제의 출혈 부작용 발생이 증가할 수 있는 일부 항생제 및 항진균제는 사용에 각별한 주의가 필요합니다.

- Macrolide계 항생제(Clarithromycin, Azithromycin): NOAC의 효과를 증가시켜 부작용 발생 위험을 높임
- Metronidazole: Warfarin과 병용 시 Warfarin의 효과 증가로 부작용 발생 위험이 높아짐
- Azole계 항진균제: Warfarin과 일부 NOAC의 효과를 증가시켜 부작용이 나타날 수 있음

(2) 관혈적 시술 후 지혈을 위한 약물처방

치과수술 후 출혈이 우려되는 경우, 항섬유소 용해 약물인 Tranexamic acid 양치액을 제조 처방하면 지혈에 도움이 됩니다. 만약 치과수술 후 지혈이 되지 않아 치과에 내원하였다면 국소 지혈 처치 후 경구용 Tranexamic acid를 처방하여 복용하도록 합니다.

성분명	상품명 예시	1회 투약량	1일 투여 횟수	총 투약일수	용법
Tranexamic acid 250mg	도란사민캡슐, 트라넥엠캡슐	2	3	3	[양치액: 술후 출혈이 우려되는 경우] 1회 2캡슐(500mg)을 분리하여 가루를 물 10mL에 충분히 녹인 후, 2분간 가글하고 뱉어냅니다. 하루 3회, 3일간 반복합니다.
		4	2	3	[경구 복용: 술후 출혈이 발생한 경우] 1회 4캡슐(1g), 하루 2회, 3일간 복용합니다.

4. 대표 약물 상호작용

1) 병용 금기 의약품

병용 금기 의약품이란 두 가지 이상의 유효성분을 함께 사용하는 경우 치료효과의 변화 또는 심각한 부작용 발생 등의 우려가 있어 동시에 사용하지 않아야 하는 유효성분의 조합을 말합니다. 가장 최근의 식약처 고시(2023년 12월 20일) 중 치과에서 빈번히 사용하는 의약품 간 병용 금기에 대한 사항을 정리하면 다음과 같습니다.

유효성분 1	유효성분 2	내용
Domperidone	Azithromycin	심각한 부정맥 발생 가능성
Domperidone	Ciprofloxacin	심각한 부정맥 발생 가능성
Domperidone	Clarithromycin	심각한 부정맥 발생 가능성, Clarithromycin에 의해 돔페리돈의 대사가 감소되어 독성 효과 발현 가능
Domperidone	Fluconazole	심각한 부정맥 발생 가능성
Domperidone	Ketoconazole	심각한 부정맥 발생 가능성, Ketoconazole에 의해 돔페리돈의 대사가 감소되어 독성 효과 발현 가능
Domperidone	Levofloxacin	심각한 부정맥 발생 가능성
Domperidone	Moxifloxacin	심각한 부정맥 발생 가능성
Ketoprofen	Ciprofloxacin	경련
Tizanidine	Ciprofloxacin	저혈압에 의한 졸음, 현기증 및 운동능력 감소

2) Warfarin

치과 관련 약물 중 Warfarin과 상호작용하여 치과에서 처방 시 주의가 필요한 약물로는 NSAIDs, Carbamazepine, Azole계 항진균제, Metronidazole, Clarithromycin이 대표적입니다.

- NSAIDs와 Warfarin 병용 투여 시 출혈 경향성이 보다 증가합니다.
- Carbamazepine은 Warfarin의 대사를 증가시켜 체내 적정 INR 유지를 위해 더 많은 Warfarin의 투여가 필요하게 됩니다.
- Azole계 항진균제는 Warfarin의 대사를 억제하여 Warfarin의 약물 혈중 농도를 증가시킬 수 있습니다.

- Macrolide계 항생제 중 Clarithromycin과 Erythromycin은 Warfarin과 상호작용하여 INR을 증가시킵니다.

  ※ Erythromycin 경구 제제는 현재 국내에 유통되지 않습니다.

3) 스타틴계 약물

이상지질혈증 치료제인 스타틴계 약물과의 상호작용하는 치과 관련 약물 중 대표적인 약물로는 Azole계 항진균제와 Clarithromycin이 있습니다. 심혈관계 질환이나 고지혈증으로 스타틴계 약물을 복용 중인 환자 진료 시 아래 사항을 기억할 필요가 있습니다.

- Azole계 항진균제와 스타틴을 병용 시, myopathy 발생 위험이 증가하여 근육 약화, 근경직, 근경련 등의 증상이 발생할 수 있습니다.
- Clarithromycin은 스타틴계 약물 대사 효소를 억제하여 스타틴의 농도를 2배 증가시킴으로 인해 부작용 위험을 높일 수 있습니다. 특히 Atorvastatin, Lovastatin, Simvastatin과의 병용은 피해야 하며, 불가피한 경우 Clarithromycin 투여 기간 동안 Statin 투여를 중단하는 것이 좋습니다.

4) NSAIDs

일부 고혈압 치료제나 Quinolone계 항생제는 NSAIDs와 약물 상호작용을 일으킬 수 있으므로, 치과에서 NSAIDs를 처방해야 하는 경우 주의가 필요합니다.

- 고혈압 치료제 중 β-blockers, ACE Inhibitors, Thiazide계 및 Loop 이뇨제는 NSAIDs에 의해 약효가 감소할 수 있습니다. NSAIDs 자체로도 혈압 상승 효과가 있으므로 고혈압 환자에서는 반드시 필요한 경우가 아니면 NSAIDs 처방을 피하시는 것을 추천드립니다.
- Quinolone계 항생제는 NSAIDs와의 상호작용으로 중추신경계를 자극하여 경련을 유발할 수 있습니다. 특히 Ketoprofen과 Ciprofloxacin은 병용 금기에 해당합니다.

5. 운동선수의 치과 약물처방 시 주의사항

치과에서 처방하는 약물들 중 일부는 경기 기간 중 금지약물에 해당합니다. 만약 어쩔 수 없이 약물을 사용해야 하는 경우라 해도 투약 전 반드시 사전 승인을 받아야 하므로 금지약물 목록을 인지하고 있는 것이 좋습니다. 경기 기간 중 금지약물이라 하더라도 환자의 약물 대사를 예측할 수 없으므로 경기를 앞둔 선수에게 약물처방 시에는 주의를 기울여야 합니다. 일반적으로 경기 기간은 참여 예정 경기의 전일 오후 11:59부터를 의미합니다.

1) 허가 약물

결론적으로 말씀드리면, 치과에서 Epinephrine을 함유한 국소마취제, 항생제, Acetaminophen 또는 NSAIDs계열 진통제, 정장제, PPI (예: Esomeprazole), H2 수용체 차단제(예: Famotidine) 등은 처방 가능합니다. Epinephrine 단독은 S6흥분제로 분류되어 경기기간 중 금지약물이나, 치과 국소마취제 중 함유된 것은 사전 승인 없이 투여 가능합니다.

항히스타민제, Benzodiazepine계 약물, TCA 항우울제인 Amitriptyline, Nortriptyline도 처방 가능하며, Gabapentin 및 Pregabalin 역시 허용 약물입니다. 그러나 경기에 참여하는 운동선수에게는 약물 투여로 발생 가능한 부작용까지 고려하는 것이 좋으므로, 반드시 필요한 경우에만 약물을 처방하는 것이 바람직합니다.

2) 금지 약물

Tramadol	S7 마약에 해당하는, 경기 중 금지약물입니다. 2024년부터 금지약물로 지정되었으며, 치료 목적으로 사용하는 용량에서 Tramadol의 배출기간은 통상 24시간입니다. 따라서 경기 전날에도 복용을 삼가야 합니다. 울트라셋과 같은 Acetaminophen/Tramadol 복합제 또한 금기이므로 주의가 필요합니다.
Pseudoephedrine	S6 흥분제에 포함되는 약물입니다. 농도가 소변 mL당 150μg보다 높을 경우 금지됩니다. 대표적인 약물로 슈다페드정(단일성분 제제), 액티피드정(항히스타민제 복합제) 등이 있습니다. 약국에서 구입 가능한 코감기 약 중에서도 Pseudoephedrine이 포함된 복합제가 많이 있습니다.

Methylephedrine	S6 흥분제에 해당하며, 농도가 소변에 mL당 10μg보다 높을 경우 금지됩니다. 단일성분 제제는 없으나, 약국에서 구입 가능한 코감기 약 중 Methylephedrine이 포함된 복합제가 다수 출시되어 있습니다.
Steroids	S9 글루코코르티코이드 항목에 해당하며, 모든 종류의 스테로이드 제제가 포함됩니다. 모든 경로의 주사, 경구복용 또는 좌약이 금지됩니다. 경구복용에는 입점막, 구강, 잇몸 및 혀 밑도 포함됩니다. 스테로이드의 체내 배출 기간은 대부분 3–10일로 경기 기간 전에 약물치료를 중단했다 하더라도 도핑 테스트에서 검출될 가능성이 있으므로 처방의는 이에 대해 각별한 주의가 필요합니다. ※ 연고 및 흡입제 사용은 예외사항으로 사전승인 없이 허용됩니다. ※ 스테로이드의 병변 내 주사는 금지사항이므로 꼭 필요하다면 사전승인을 거쳐야 합니다.

3) 한국도핑방지위원회

청소년, 유소년을 포함하여 경기를 앞둔 모든 운동선수에게 약물처방 시, 〈한국도핑방지위원회〉 홈페이지(www.kada-ad.or.kr)에서 검색 후 처방하는 것이 좋습니다. 금지약물 목록은 변경될 수 있으므로 반드시 공식 홈페이지에 게시된 정보를 참고하는 것이 좋습니다. 약물 검색 시 아래와 같은 결과를 확인하실 수 있습니다.

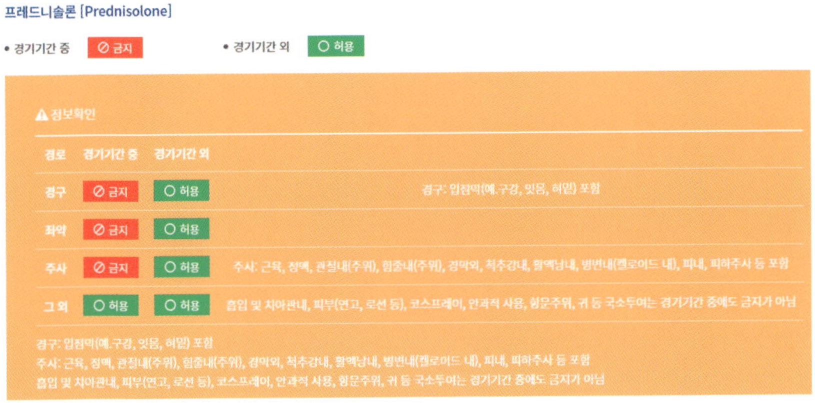
프레드니솔론 [Prednisolone]

• 경기기간 중 ⊘ 금지 • 경기기간 외 ○ 허용

⚠ 정보확인

경로	경기기간 중	경기기간 외	
경구	⊘ 금지	○ 허용	경구: 입점막(예.구강, 잇몸, 혀밑) 포함
좌약	⊘ 금지	○ 허용	
주사	⊘ 금지	○ 허용	주사: 근육, 정맥, 관절내(주위), 힘줄내(주위), 경막외, 척추강내, 활액낭내, 병변내(켈로이드 내), 피내, 피하주사 등 포함
그 외	○ 허용	○ 허용	흡입 및 치아관내, 피부(연고, 로션 등), 코스프레이, 안과적 사용, 항문주위, 귀 등 국소투여는 경기기간 중에도 금지가 아님

경구: 입점막(예.구강, 잇몸, 혀밑) 포함
주사: 근육, 정맥, 관절내(주위), 힘줄내(주위), 경막외, 척추강내, 활액낭내, 병변내(켈로이드 내), 피내, 피하주사 등 포함
흡입 및 치아관내, 피부(연고, 로션 등), 코스프레이, 안과적 사용, 항문주위, 귀 등 국소투여는 경기기간 중에도 금지가 아님

한국도핑방지위원회 홈페이지에서 제공 중인 운동선수 금지약물 검색 서비스

4) 스테로이드의 배출기간

스테로이드는 체내에서 배출되는 데까지 소요되는 기간이 성분별로 상이하며, 약물 복용을 중단했다 하더라도 배출 기간(washout period) 동안에는 도핑테스트에서 검출될 수 있다는 점을 반드시 기억해야 합니다. 아래 자료는 세계도핑방지기구에서 2024년 발간한 자료 중 스테로이드의 투여경로별, 성분별 배출 기간입니다.

투여 경로	성분명	배출 기간
경구 투여 (입점막, 구강, 잇몸 및 혀 밑도 포함)	Triamcinolone Triamcinolone acetonide	10일
근육 투여	위 2가지를 제외한 steroids	3일
	Betamethasone Dexamethasone Methylprednisolone	5일
	Prednisone Prednisolone	10일
	Triamcinolone acetonide	60일
국소 주사 (관절주위, 관절내, 인대 주변, 인대 내부 등)	Prednisone Prednisolone Triamcinolone acetonide Triamcinolone hexacetonide	10일
	위 4가지를 제외한 steroids	3일

6. 응급 의약품 구비

치과 진료실에서 발생할 수 있는 응급상황 중 의약품의 투여가 반드시 필요한 경우가 있습니다. 아나필락시스 쇼크, 관상동맥 질환자의 갑작스러운 흉통, 천식 등이 이에 해당합니다. 아래에 제시한 응급 의약품을 진료실에 구비해 두시고, 평소에 응급상황 발생에 대비하여 직원들을 교육하시는 것을 추천합니다.

1) 아나필락시스 쇼크

아나필락시스 쇼크는 발생한다면 환자에게 치명적일 수 있습니다. Chlorpheniramine과 Dexamethasone은 정맥 투여가 추천되나, 치과 의원에서 실시하기에는 근육 주사가 효율적일 것입니다. 급성기 반응이 소실된 후에도 단시간 내에 재발하여 다시 위험에 처할 수 있으므로 적절한 초기 처치 시행과 함께 반드시 119를 통해 후송하여 추가 응급처치를 받을 수 있도록 해야 합니다.

[증상]

1. 피부 반응: 가장 흔하게 전신에 붉은 발진이나 두드러기가 나타나며, 가려움이 동반될 수 있습니다. 입술이나 얼굴이 부어오르기도 합니다. 10-20%에서는 피부 반응이 나타나지 않는 경우도 있습니다.
2. 호흡곤란: 상기도나 혀의 부종, 기관지 경련으로 호흡이 어려워질 수 있습니다. 좁아진 기도로 공기가 지나며 쌕쌕거리는 소리(wheezing)가 발생하거나 기침을 하면 심각한 반응으로 생각해야 합니다.
3. 저혈압(쇼크): 아나필락시스 반응으로 혈압이 급격히 떨어져 심각한 상태로 이어질 수 있습니다.
4. 구토, 복통

아래의 표에 제시된 약품 투여 순서 및 약품별 용량을 확인하여 투여합니다.

투여 순서	성분	제품명	용량 (제품별 용량)	형상	비고
1	Epinephrine*	에피네프린주사액	성인: 0.3mg ≒ 1/3 앰플 소아: 0.15mg ≒ 1/6 앰플	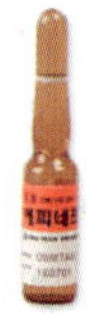	허벅지 전외측 근육주사
2	Chlorpheniramine	페니라민주	성인: 10mg = 2.5 앰플 소아: 2.5mg = 0.6 앰플	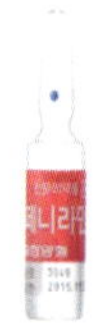	
3	Dexamethasone	덱사메타손주	성인: 10mg = 2 앰플 소아: 5mg = 1 앰플	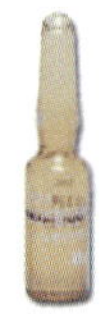	
4	Salbutamol (Albuterol)	벤토린 에보할러	성인: 1–2회 흡입 소아: 1회 흡입	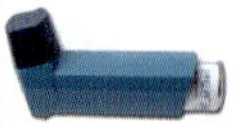	호흡부전이 의심되는 경우

* 동일성분, 용량의 기성품(프리필드 시린지)으로 젝스트 300μg (성인) 또는 150μg (아동)을 사용 가능합니다.

Pop-up Q&A

Q. 치과마취용 앰플이나 보스민액에 Epinephrine이 들어가 있는데 아나필락시스 쇼크에 사용하면 안 될까요?

A. 안 됩니다. 치과마취용 앰플에는 희석된 Epinephrine이 포함되어 있으므로 실제 Epinephrine 용량은 매우 낮습니다. 1개 앰플 당 0.018mg 정도의 Epinephrine이 함유되어 있어 성인 아나필락시스 쇼크의 치료에 필요한 용량이 투여되기 위해서는 약 17개 앰플이 필요하여 모두 다 투여하기도 어렵거니와 모두 투여한다면 리도카인으로 인한 심장 관련 부작용이 나타날 수 있습니다.

보스민액 1mL에는 Epinephrine 1mg이 포함되어 있어, 산술적으로 성인 아나필락시스 쇼크에 사용한다면 0.3mL의 보스민액이 필요하긴 합니다. 그러나 보스민액은 흡입이나 국소 도포로 사용하게끔 허가된 약물이므로 근육주사로 사용하는 것은 적절치 않습니다.

2) 기타 응급상황

응급 상황	증상	약물	처치
관상동맥 질환 (협심증, 심근경색)	쥐어짜는 듯한 흉통	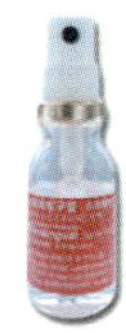 니트로링구알스프레이 1-2회 혀 밑에 분사	이전 의과적 기왕력이 없는 환자의 경우 119 구조요청 後 CPR 상황에 대비
급성 천식	숨 쉴 때 쌕쌕거리는 소리, 호흡곤란, 가슴 답답함, 기침 등	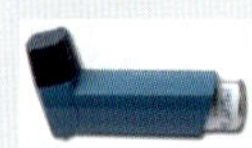 벤토린 에보할러 약 30초-1분 간격으로 2번씩 3회 분무 (1일 최대 8번까지 흡입)	안정된 앉은 자세 유지
천식 발작	흡입제 사용에도 반응 없음, 빈맥, 숨소리가 들리지 않을 정도의 호흡곤란, 의식소실 등	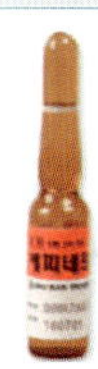 에피네프린 0.3mg (1/3 앰플) 근육주사	119 구조요청
과환기증	현기증, 팔다리 감각 이상		심호흡 독려 및 정서적 안정화를 통해 대부분 5분 내에 소실
저혈당증	식은땀, 배고픔, 현기증, 떨림, 두근거림 등	오렌지주스, 설탕물 등	
의식소실			우선 호흡과 맥박 확인, 호흡과 맥박이 없다면 119 구조요청 후 신속히 CPR 시작

Chapter 8.

알면 좋은 참고자료

1. 상병코드

KOICD 질병분류 정보센터

위 사이트에서 상병코드를 상세하게 검색할 수 있습니다. 치과에서 주로 이용되는 코드는 K 코드이며, 이 외에 S, T, Z 코드가 사용될 수 있습니다. 신경계통의 질환에는 G 코드가 사용됩니다.

코드	상병명
K	소화기계통의 질환(구강, 침샘 및 턱의 질환)
S, T	손상, 중독 및 외인에 의한 특정 기타결과
Z	건강상태 및 보건서비스 접촉에 영향을 주는 요인
알레르기	
Z88.0	페니실린에 대한 알레르기의 개인력
Z88.1	기타 항생제에 대한 알레르기의 개인력
L50.0	알레르기성 두드러기

코드	상병명
난발치 관련 상병	
K00.44	만곡치
K03.5	치아 강직
K00.22	치아의 유착
매복치 발치 상병	
K01.1	매복치(치아 번호에 따라 선택)
기타 상병	
F45.8	이갈이
K11.5	타석증
K12	구내염
K1.	입술 및 구강점막의 기타질환
K14.1	지도모양 혀 / 양성 이동성 설염
K14.2	정중능형 설염
K14.6	혀작열감
Q38.1	설유착증
S00.5	입술 및 구강의 표재성 손상
S01.5	입술 및 구강의 열린 상처
Z48.0	봉합실 제거

2. 의약품 검색

의약품에 대한 전문적인 정보를 제공하는 인터넷 사이트를 이용하여 의약품의 상세한 정보를 확인할 수 있습니다.

- 의약품 안전나라(nedrug.mfds.go.kr)
- 드럭인포(www.druginfo.co.kr)
- 약학정보원(www.health.kr)

의약품 안전나라는 식약처에서 제공하는 서비스로 의약품의 상세정보, 공급, 허가·승인 및 행정처분에 대한 정보 확인이 가능합니다.

드럭인포의 복약안내, 제품정보 등이 타 사이트보다 직관적이라는 장점이 있지만, 의약품의 상세 정보를 확인하기 위해서는 회원가입을 해야 합니다. 드럭인포에는 약제별 상병코드나 행위지침 등을 볼 수 있는 유료서비스가 있는데, 일부를 이용해 보니 치과 분야에 특화된 서비스를 제공하고 있지 않아 아쉬웠습니다.

약학정보원은 회원가입 없이 약품 검색 후 복약안내나 동일성분 의약품, 상호작용 등을 상세히 검색할 수 있다는 장점이 있습니다. 다만 검색 후 로딩에 시간이 걸리는 편입니다. 약학정보원에서 제공하는 의약품안전사용서비스(DUR)를 이용하여 처방 세트에 구성된 여러 의약품 중 위험성이나 부작용 발생 우려가 있는 항목을 확인할 수 있습니다.

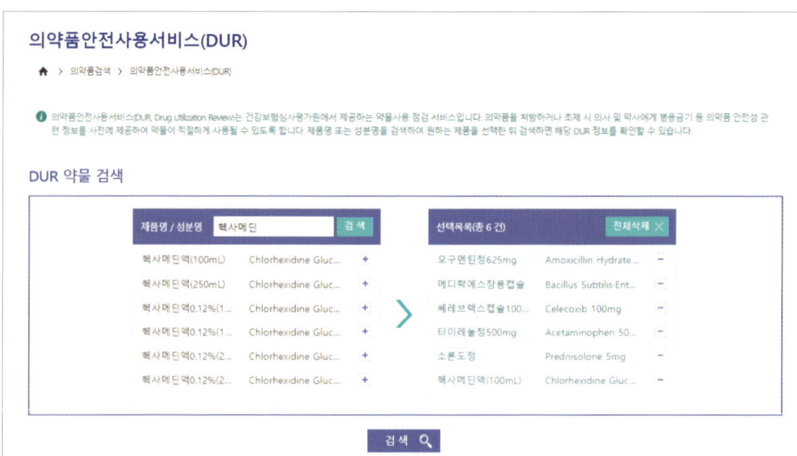

약학정보원의 의약품안전사용서비스(DUR)

3. 투약 이력 및 혈액검사 결과 확인

나의 건강기록 App

전신질환으로 타 의료기관에서 치료 중인 환자가 치과에 내원했다면 보건복지부에서 제작한 '나의 건강기록' 앱을 이용하여 도움을 받을 수 있습니다. 해당 앱에서 최근 의약품 처방 이력, 혈액검사 결과, 건강검진 결과, 진료 이력, 예방접종 이력 등을 확인할 수 있습니다. 공복 혈당, 당화혈색소, CrCl, GFR 등 혈액 검사 결과까지 확인 가능하여 전신질환자를 진료할 때 특히 유용합니다. 로그인을 위해 인증 절차가 필요하므로 데스크에서 미리 안내하여 진료받기 전에 준비할 수 있게 하는 것이 좋습니다.

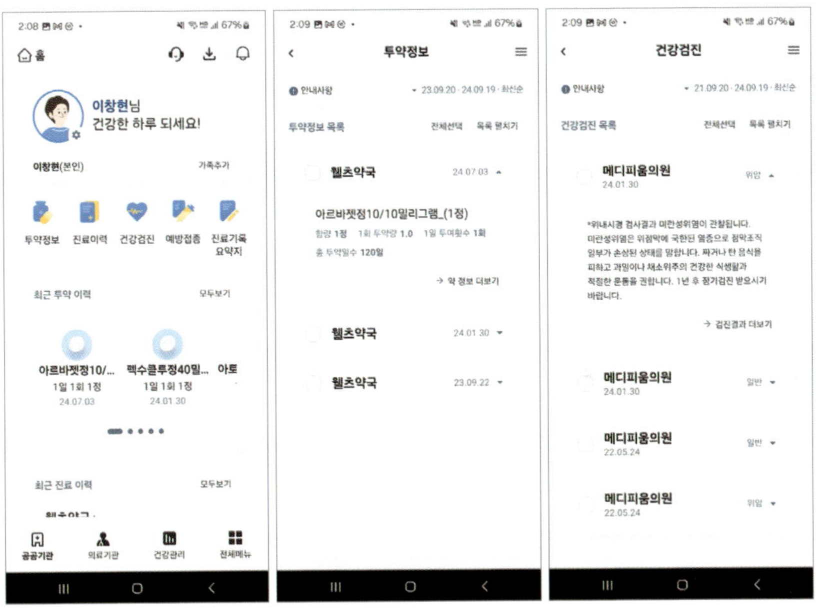

보건복지부 〈나의 건강기록〉 앱 화면

4. 임신부 및 수유부 약물 검색

임신부 및 수유부의 약물처방에 대한 자세한 내용은 이 책의 〈특별 고려대상〉 챕터의 '임산부 및 수유부의 약처방' 항목을 참고하시기 바랍니다.

호주 ADEC 분류

임부를 위한 약물처방에 대한 자료는 호주의 ADEC 분류를 이용하는 것을 추천합니다. 미국 FDA 분류는 2020년부터 전문의약품에서 더 이상 사용되지 않으므로 더 이상 자료가 업데이트되지 않습니다.

호주 의약품안전청 홈페이지(www.tga.gov.au)에서 검색 가능합니다.

[Home] > [Products we regulate] > [Medicines] > [Find information about a medicine] > [Prescribing medicines in pregnancy database] 페이지의 하단 검색창을 이용하시면 됩니다.

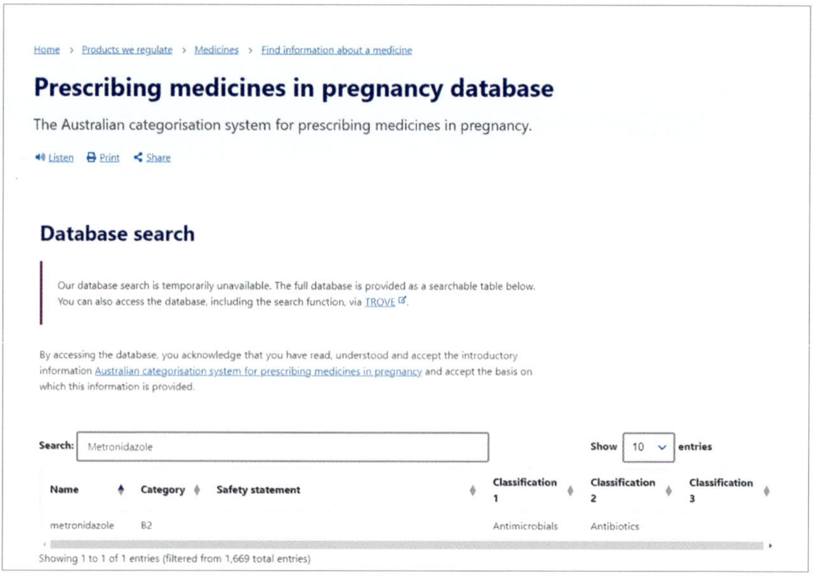

Home > Products we regulate > Medicines > Find information about a medicine

Prescribing medicines in pregnancy database

The Australian categorisation system for prescribing medicines in pregnancy.

Listen Print Share

Database search

Our database search is temporarily unavailable. The full database is provided as a searchable table below.
You can also access the database, including the search function, via TROVE.

By accessing the database, you acknowledge that you have read, understood and accept the introductory information Australian categorisation system for prescribing medicines in pregnancy and accept the basis on which this information is provided.

Search: Metronidazole Show 10 entries

Name	Category	Safety statement	Classification 1	Classification 2	Classification 3
metronidazole	B2		Antimicrobials	Antibiotics	

Showing 1 to 1 of 1 entries (filtered from 1,669 total entries)

호주 의약품안전청 홈페이지에서 제공하는 의약품 성분별 ADEC 분류

5. 신질환 환자 약물처방 참고자료

1) 사구체 여과율 계산

크레아티닌 농도를 이용하여 사구체 여과율(glomerular filtration rate, GFR)을 계산하는 여러 공식이 있으나, 그중 CKD-EPI 공식이 가장 편리하고 신뢰도 또한 높은 계산법이므로 이를 이용합니다. 대한신장학회 홈페이지(ksn.or.kr/general)에서 혈청 크레아티닌 농도와 만 나이를 입력하면 간단하게 CKD-EPI 공식을 통한 GFR을 구할 수 있습니다.

2) 신질환 환자에 대한 의약품 적정사용 정보집

위 명칭을 검색하면 한국의약품안전관리원에서 2017년 발행한 〈신질환 환자에 대한 의약품 적정사용 정보집〉을 pdf 파일로 다운로드할 수 있습니다. 정보집의 후반부에 거의 모든 약제들에 대한 용법용량이 수록되어 있으므로 검색 기능을 통해 손쉽게 찾아보실 수 있습니다.

3) 루이빌 대학교 Kidney Disease Program

루이빌 대학교 의학전문대학원의 신장학 교실(kdpnet.kdp.louisville.edu)에서 제공하는 웹사이트에서 신장질환자를 위한 유용한 약물 사용 정보를 확인 가능합니다. 신장질환의 상태에 따른 약물 용량조절에 관한 정보가 알기 쉽게 정리되어 있으며, 성인뿐 아니라 소아 신질환자를 위한 약물별 정보를 별도로 제공하고 있습니다.

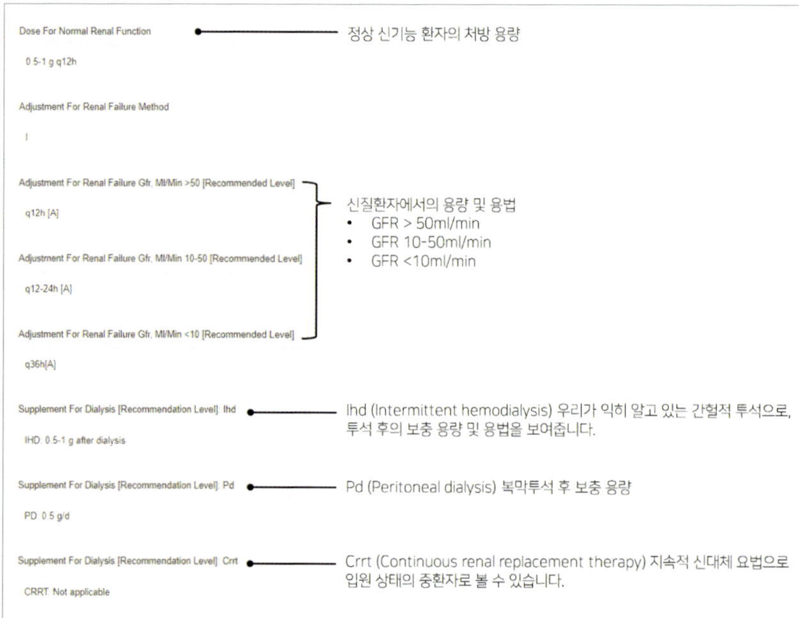
Dose For Normal Renal Function

0.5-1 g q12h

Adjustment For Renal Failure Method

I

Adjustment For Renal Failure Gfr, Ml/Min >50 [Recommended Level]

q12h [A]

Adjustment For Renal Failure Gfr, Ml/Min 10-50 [Recommended Level]

q12-24h [A]

Adjustment For Renal Failure Gfr, Ml/Min <10 [Recommended Level]

q36h[A]

Supplement For Dialysis [Recommendation Level]: Ihd

IHD: 0.5-1 g after dialysis

Supplement For Dialysis [Recommendation Level]: Pd

PD: 0.5 g/d

Supplement For Dialysis [Recommendation Level]: Crrt

CRRT: Not applicable

루이빌 대학교 Kidney Disease Program 약물 상세 정보

6. 의약품 부작용 피해구제

정상적으로 의약품이 사용되었음에도 심각한 의약품 부작용으로 인해 피해를 입었을 경우 '의약품 부작용 피해구제' 제도를 통해 피해 당사자가 피해 구제를 신청하여 의약품 업체로부터 보상금을 지급받을 수 있습니다. 의약품 부작용에 의한 희귀하고 중대한 피해에 대해 의약품을 제조, 수입한 업체에게 피해 보상금을 부담하도록 하는 것입니다. 이 제도는 식약처가 주관하여 한국의약품안전관리원이 운영하는 사업으로, 피해 당사자의 피해구제 신청 및 부작용 신고 상담은 '한국의약품안전관리원(1644-6223, www.drugsafe.or.kr)'을 통해 가능합니다.

'2022년 의약품 부작용 피해구제 사례집'에서 치과 분야와 관련 있는 부분을 간략히 정리하면 다음과 같습니다.

1) MRONJ

70대 여성이 골다공증으로 인해 의원에서 처방받은 Risedronate, Ibandronate 정제 투여 후 발생한 턱 뼈 괴사증(osteonecrosis of the jaw) 치료를 위한 상급종합병원 치과 입원 진료비에 대하여 피해구제 진료비 지급 결정된 사례가 있습니다.

2) 스티븐스 존슨 증후군(Stevens-Johnson syndrome)

20대 여성이 양극성장애 치료를 위해 상급종합병원 정신건강의학과에서 처방받은 Carbamazepine 투여 후 발생한 스티븐스 존슨 증후군 치료를 위한 입원 진료비에 대하여 피해구제 진료비 지급 결정된 사례가 있습니다.

Carbamazepine은 삼차 신경통의 치료에 사용되는 1차 선택약물로 치과의원에서도 처방하게 되는데, 아주 드물게 피부 및 점막의 염증, 인후통, 결막충혈, 발열 등의 증상을 특징으로 하는 스티븐스 존슨 증후군이 발생할 수 있습니다. 스티븐스 존슨 증후군은 생명을 위협할 수 있는 중증 피부질환으로, 매우 드물게 발생하지만 약물 복용에 의해 발생할 수 있습니다.

3) 독성 표피 괴사용해(Toxic epidermal necrolysis)

80대 여성이 의원에서 화농성 중이염 진단 하 A의원에서 Amoxicillin Clavulanate를 처방받아 복용한 후 전신에 발진, 통증성 수포 및 피부 벗겨짐 증상이 발생하여 B의원에서 독성 표피 괴사용해로 진단받아 상급종합병원으로 전원하여 치료받던 도중 사망한 사례에 대해 피해구제 사망일시보상금 지급이 결정된 사례가 있습니다.

독성 표피 괴사용해는 스티븐스 존스 증후군과 유사한 중증의 피부 및 점막질환으로, 스티븐스 존스 증후군에 비해 더 넓은 범위 피부가 벗겨지는 보다 중증의 질환입니다. 이 질환은 의약품의 투여로 인해 발생할 수 있으며, Amoxicillin Clavulanate는 독성 표피 괴사용해를 잘 일으키는 약물로 알려져 있습니다.

치과에서 처방하는 항생제 중 Amoxicillin Clavulanate의 비율이 높은 편이므로 드문 부작용의 발생 가능성과 대처 방안에 대해 염두에 두는 것이 필요합니다.

4) 아나필락시스 쇼크

40대 남성이 A의원에서 연조직염 진단 하 처방받은 Cefaclor를 복용한 지 30분 후 발생한 아나필락시스 쇼크로 인해 A의원에서 응급치료 후 B종합병원으로 전원하여 치료받은 후 퇴원한 사례에서 입원 진료비에 대한 피해구제 진료비 지급이 결정되었습니다.

아나필락시스 쇼크는 치과의사가 일생에 한 번쯤 겪을 수 있는 가장 위험한 응급상황 중 하나라고 생각합니다. 이론적으로 모든 약물이 알레르기 반응이 나타날 수 있으며, 전신적으로 심각한 알레르기 반응으로 나타나 혈압이 떨어지고 호흡곤란을 보이는 경우는 아나필락시스 쇼크일 수 있습니다. 아나필락시스 쇼크의 응급처치에 대한 내용은 앞서 기술한 〈응급 의약품 구비〉의 해당 부분을 참고하시길 바랍니다.

5) 급성간염

40대 여성이 A의원에 내원하여 무좀으로 진단받아 경구용 Itraconazole을 처방받아 복용을 시작하였으며 복용 3일째부터 발생한 구역, 구토, 명치통증으로 B의원, C병원을 거쳐 D상급종합병원 응급실에 내원 후 급성간염으로 진단받아 입원치료 받은 후 퇴원한 사례에서 입원 진료비에 대한 피해구제 진료비 지급이 결정되었습니다. Itraconazole은 진균 치료제로 치과에서는 구강 칸디다증에 처방 가능한 약물로, 치과에서도 해당 약물처방 시 간독성에 대해 염두에 두어야 합니다.

부록 1

치과 처방 세트 모음

- 본문에 수록된 진단별, 환자 상태별 처방 세트를 한눈에 알아보기 쉽게끔 정리한 것입니다.
- 본문 내용을 확인하신 후에 활용하시길 권합니다.

1. 관혈적 처치 후

1) 1단계(경도)

성분명	상품명 예시	1회 투약량	1일 투여 횟수	총 투약일수	용법
Amoxicillin 500mg 또는 Cephalexin 500mg	파목신캡슐, 곰실린캡슐	1	3	3-5	-
	메섹신캡슐, 팔렉신캡슐	1	3	3-5	-
Acetaminophen 500mg	타이레놀정, 타세놀정	1	3	3-5	-
+/- Ibuprofen 200mg*	부루펜정 200mg, 이부프로펜정 200mg	1	3	3-5	병용 처방 가능
0.12% Chlorhexidine gargle	헥사메딘액, 헥시딘가글액	1	1	1	1일 3회 사용

* Ibuprofen을 추가 처방하는 경우, Acetaminophen과 Ibuprofen을 2-3시간 간격으로 번갈아가며 복용하게 하면 통증 조절에 보다 효과적입니다.

2) 2단계(중등도)

성분명	상품명 예시	1회 투약량	1일 투여 횟수	총 투약일수	용법
Amoxicillin Clavulanate 375mg 또는 Cefaclor 250mg	오구멘틴정 375mg, 목시클정 375mg	1	3	3-5	-
	시클러캡슐, 세파클러캡슐	1	3	3-5	-
Acetaminophen 650mg	타이레놀 8시간 이알서방정, 세타펜 8시간 이알서방정	1	3	3-5	-
+/- Ibuprofen 400mg*	부루펜정 400mg, 이부프로펜정 400mg	1	3	3-5	병용 처방 가능
0.12% Chlorhexidine gargle	헥사메딘액, 헥시딘가글액	1	1	1	1일 3회 사용
당화균(정장제)	메디락디에스캡슐, 락토웰장용캡슐	1	3	3-5	-

* Ibuprofen을 추가 처방하는 경우, Acetaminophen과 Ibuprofen을 2-3시간 간격으로 번갈아가며 복용하게 하면 통증 조절에 보다 효과적입니다.

3) 3단계(고도)

성분명	상품명 예시	1회 투약량	1일 투여 횟수	총 투약일수	용법
Amoxicillin Clavulanate 375mg 또는 Cefaclor 250mg	오구멘틴정 625mg, 맥시크란정 625mg	1	3	5	-
	시클러캡슐, 세파클러캡슐	2	2	5	-
Acetaminophen 500mg	타이레놀정 500mg, 아세트아미노펜정 500mg	2	3	5	-
Prednisolone 5mg 또는 Dexamethasone 5mg/mL	소론도정	1-2	3	5	심한 술후 부종 및 통증이 예상되는 경우 선택하여 투여
	덱사메타손주사액	1	1	1	
0.12% Chlorhexidine gargle	클로르헥시딘액, 헥시딘가글액	1	1	1	1일 3회 사용
당화균(정장제)	메디락디에스캡슐, 락토웰장용캡슐	1	3	5	

2. 치성감염

성분명	상품명 예시	1회 투약량	1일 투여 횟수	총 투약일수	용법
Amoxicillin Clavulanate 625mg 또는 Levofloxacin 100mg	오구멘틴정 625mg, 맥시크란정 625mg	1	3	10	–
	크라비트정 100mg, 레포펙신정	2	3	10	페니실린 알레르기가 있는 경우 선택
Metronidazole 250mg 또는 Clindamycin 150mg	후라시닐정	2	3	7	–
	훌그램캡슐	2	4	7	Metronidazole 부작용이 심한 경우 선택
Naproxen 500mg	낙센에프정	1	2	10	–
Esomeprazole 20mg	넥시움정 20mg, 엑시피움정 20mg	1	1	10	–
당화균(정장제)	메디락디에스캡슐, 락토웰장용캡슐	1	3	10	6세 이상 본인부담
0.12% Chlorhexidine gargle	헥사메딘액, 클로르헥시딘액	1	1	1	–

3. 감각신경 손상 및 안면마비

1) 감각신경 손상

성분명	상품명 예시	1회 투약량	1일 투여 횟수	총 투약일수	용법
Prednisolone 5mg	소론도정	6	2	7	신경손상 초기에만 투여
Methylcobalamin 0.5mg	엠코발 500㎍캡슐, 파마메코발라민정	1	3	7+α	장기투여 가능
Ginkgo biloba* 80mg	기넥신에프정, 세보칸정	1	2	7+α	장기투여 가능

* Ginkgo biloba는 혈액순환개선제로 관혈적 치료 전 복용 중단이 필요함을 설명해야 합니다.

2) 신경통 증상 동반

성분명	상품명 예시	1회 투약량	1일 투여 횟수	총 투약일수	용법
감각신경 손상이 의심되는 경우 1)을 처방					
신경병성 통증이 동반되는 경우 아래 약물을 추가 처방					
Gabapentin*	뉴론틴캡슐 100mg, 가바페닌캡슐 100mg	1	3	3	부작용이 없다면 증량
	뉴론틴캡슐 300mg, 가바론캡슐 300mg	1	3	7+α	장기투여 가능
Amitriptyline	① 에트라빌정 10mg	1	1	7+α	일상생활에 지장이 있는 통증의 경우, 취침 시 복용. 효과가 있다면 ②로 증량
	② 에트라빌정 10mg	1	4	7+α	식후 + 취침 시 복용
Capsaicin cream	다이펜탈 크림 20g	1	1	1	1일 3–4회, 4시간 간격으로 피부에 도포
Acetaminophen/ Tramadol	울트라셋세미정, 파라마셋세미정	1	2	5	통증이 심할 경우 복용 (PRN)

* Gabapentin에 효과가 없거나 사용 불가한 경우
Pregabalin → Oxcarbazepine → Carbamazepine 순으로 약제를 변경하며 경과를 관찰합니다.

3) 안면마비

성분명	상품명 예시	1회 투약량	1일 투여 횟수	총 투약일수	용법
Prednisolone 5mg 2주간 복용, tapering	소론도정 ① 1일 총 80mg	8	2	4	①–⑤ 순서로 tapering
	② 1일 총 60mg	6	2	2	
	③ 1일 총 40mg	4	2	2	
	④ 1일 총 20mg	2	2	2	
	⑤ 1일 총 10mg	2	1	4	
Acyclovir 200mg 또는 Famciclovir 250mg	바크락스정, 아시클로버정	2	5	5	1,000–2,400mg for 5 days
	팜비어정, 팜시버정	1	3	7	750mg for 7days
점안액	히아레인미니점안액 0.5mL, 히아루론점안액 0.5mL	60	1	1	눈 건조 시 적용 1박스에 60개입
안연고	타리비드안연고 3.5g, 에펙신안연고 3.5g	1	1	1	취침 전 소량을 이환측 안구에 적용

※ Prednisolone은 15세 미만의 경우 초기용량 1mg/kg으로 처방 후 점점 감량합니다.

4. 치주질환

성분명	상품명 예시	1회 투약량	1일 투여 횟수	총 투약일수	용법
치주치료 기간					
Amoxicillin 500mg + Metronidazole 250mg	파목신캡슐, 아목시실린캡슐	1	3	10–14	–
	+ 후라시닐정	1	3	10–14	–
Naproxen 275mg	아나프록스정, 나프록소정	1	1	5	초기통증 심할 경우 1일차 하루 2회 복용
0.12% Chlorhexidine gargle 100mL	헥사메딘액, 헥시딘가글액	1	1	1	1일 3회 2주간 사용
이후 유지 관리 기간					
Doxycycline 20mg	덴티스타캡슐	1	2	14+α	주기적으로 내원, 관찰하며 3개월간 투여

※ 비타민 B 복합제가 치주질환이나 구내염 등에 도움이 됩니다. 삐콤정 등의 상품명이 있으나 비급여이며, 비타민 복합제는 종류가 매우 다양하므로 굳이 처방하기보다는 환자에게 비타민 복합제제를 함께 복용하면 치유에 도움이 된다고 알려주는 편이 좋습니다.

5. 치과치료와 관련된 상악동염

※ 본문에 제시한 치성 상악동염 치료의 기본개념을 확인하시고, 아래 처방예에 제시된 약물을 적절하게 대체해 가며 처방하시길 바랍니다.

1) 치성 상악동염의 치료

① 초진 시 처방전

성분명	상품명 예시	1회 투약량	1일 투여 횟수	총 투약일수
Amoxicillin 500mg	파목신캡슐, 에이씰린캡슐	1	3	7
Metronidazole 250mg	후라시닐정	2	3	5
Erdosteine 300mg	엘도스캡슐, 엘부날캡슐	1	3	7
Pseudoephedrine 60mg	슈다페드정, 코슈정	1	3	5
Aceclofenac 100mg	에어탈정, 아세탈정	1	2	7
Artemisia Herb 95% ethanol ext. 60mg	스티렌정, 스토마정	1	2	7
0.9% 관류용 생리식염수 1000mL	크린클관류제	1	1	1

② 1주일 후 2차 진료 후 처방전

성분명	상품명 예시	1회 투약량	1일 투여 횟수	총 투약일수
Amoxicillin 500mg	파목신캡슐, 에이목스캡슐	1	3	14
Erdosteine 300mg	엘도스캡슐, 엘도인캡슐	1	3	14
Aceclofenac 100mg	에어탈정, 아세크론정	1	2	14
Artemisia Herb 95% ethanol ext. 60mg	스티렌정, 아미스정	1	2	14
0.9% 관류용 생리식염수	크린클관류제	1	1	1

2) 상악동염을 예방하기 위한 임플란트 시술 후 처방

성분명	상품명 예시	1회 투약량	1일 투여 횟수	총 투약일수	비고
Amoxicillin Clavulanate 625mg	오구멘틴정, 티라목스정	1	3	5	–
Acetaminophen 500mg	타이레놀정, 아세트아미노펜정	2	3	5	–
Ibuprofen 400mg	부루펜정, 다이아펜정	1	3	10	술후 예상되는 불편감의 정도에 따라 NSAIDs 선택 – Naproxen, Aceclofenac, Meloxicam, Celecoxib, Loxoprofen 중 택1
Artemisia Herb 95% ethanol ext. 60mg	스티렌정, 위티렌정	1	2	10	Celecoxib를 처방하는 경우 불필요
Pseudoephedrine 60mg	슈다페드정, 슈도에페드린정	1	3	3	수술 후 단기간만 복용
Erdosteine 300mg	엘도스캡슐, 엘부날캡슐	1	3	5	진해거담제 Acetylcysteine, Ambroxol로 변경 가능
0.12% Chlorhexidine gargle	클로르헥시딘액, 헥시딘가글액	1	1	1	하루 3회 가글

※ 상악동 점막이 손상된 경우 항생제 투약기간을 연장할 필요가 있으므로 위의 약물 중 항생제만 10일을 처방합니다.

6. 턱관절질환

분류	성분명	상품명 예시	1회 투약량	1일 투여 횟수	총 투약일수	비고
NSAIDs	Aceclofenac 100mg	에어탈정, 클란자정	1	2	14	–
소화성 궤양용제	Esomeprazole 20mg	넥시움정, 넥시프라정	1	1	14	
근이완제	Tizanidine 1mg	티자리드정, 솝튼정	1	3	7	
추가진통제	Acetaminophen 162.5mg / Tramadol 18.75mg	울트라셋세미정, 아라펜세미정	1	3	7	심한 통증이 있는 경우 복용(PRN)
스테로이드	Dexamethasone 5mg/mL	덱사메타손 주사액	1앰플	1	1	관절통이 심한 경우 이환측 턱관절의 상관절강에 1mL를 주사
항불안제	Clonazepam 0.5mg	리보트릴정, 클로나제팜정	1	1	7	불안을 호소하거나 불면증이 있는 경우 추가 처방 취침 전 복용
항우울제	Amitriptyaline 10mg	에트라빌정, 에나폰정	1	1	7	3개월 이상의 만성통증의 경우 추가 처방 취침 전 복용
항생제	Cephalexin, Cefalexin 500mg	메섹신정, 케파신캡슐	2	3	7	골관절염이 의심되는 경우 추가 처방

※ 표는 예시이며, 본문에서 제시한 턱관절질환 치료의 기본처방 약물군 목록 안에서 상호 대체해 가며 환자에게 효과적인 약물을 찾아가는 과정이 필요합니다.

7. 구내염

1) 아프타성 구내염

성분명	상품명 예시	1회 투약량	1일 투여 횟수	총 투약일수	용법
Prednisolone 5mg	소론도정	6	1	1	가루 처방
+/− Amoxicillin 500mg	파목신캡슐	1	1	1	2차 감염 위험이 있는 경우 추가 가루 처방
사용 직전 물 500mL에 희석하여 가글로 사용 / 통증이 심한 경우 Acetaminophen 추가 가능					

※ 증상이 심한 경우 병소내 스테로이드 주사 요법을 적용할 수 있으며, 자세한 치료법은 본문에 기재되어 있습니다.

※ 편평태선에도 위와 동일하게 처방 가능합니다.

2) 소아의 아프타성 구내염

성분명	상품명 예시	1회 투약량	1일 투여 횟수	총 투약일수	비고
Benzydamine* (NSAIDs 성분) 또는 0.12% Chlorhexidine gargle	삼아탄툼액*	1	1	1	가글 후 뱉어내거나 거즈에 적셔 묻혀주기
	헥사메딘, 헥시딘가글액	1	1	1	−
Acetaminophen	세토펜건조시럽, 라페론건조시럽	0.03g/kg	3	3	1회 최대용량 0.0625g/kg, tid
구강의 창상피복재	파르나겔	원내 구비하여 적용하거나 판매 가능			

* 삼아탄툼액(Benzydamine hydrochloride, 벤지다민염산염): 100mL까지 급여 적용 가능합니다. 1회 15mL씩, 1일 2–3회 30초 이상 가글 후 뱉어냅니다. 뱉기가 어려운 유소아에서 이용할 경우, 식사 30분 전 거즈에 적셔서 환부에 묻혀주도록 지시할 수 있습니다.

3) 단순포진 구내염(헤르페스 구내염)

성분명	상품명 예시	1회 투약량	1일 투여 횟수	총 투약일수	용법
Acyclovir 200mg 또는 Valacyclovir 500mg	바이버정, 에크로바정	1	5	5	4–5시간 간격으로 복용
	발트렉스정, 발시버정	4	2	1	1회 2,000mg을 1일 2회, 1일간 투여
Acyclovir 연고	바이버크림 5g, 아시클로버크림 5g	1	1	1	하루 4–5회 4–5시간 간격으로 면봉 등을 이용해 도포
Tyrothricin 연고 (항생제)	티로클겔 5g, 유트리겔 5g	1	1	1	수포가 생겼거나 터진 경우 하루 2–3회 면봉 등을 이용해 도포
Acetaminophen 325mg	트라몰정, 아미세타정	3	3	5	–

※ Acyclovir는 반감기가 짧아서 하루 5번을 복용해야 효과적입니다. 이것이 힘들다면 Valacyclovir를 복용하도록 합니다.

4) 소아의 단순포진 구내염

성분명	상품명 예시	1회 투약량	1일 투여 횟수	총 투약일수	용법
Acyclovir	지나시드 건조시럽	2세 미만 1.25mL 2세 이상 2.5mL	5	5	1일 5회 (4–5시간 간격)
		2세 이상 3–4mL	2	1	1일 3회 처방하는 경우
Acetaminophen	세토펜건조시럽, 라페론건조시럽	0.03g/kg	1	1	1일 최대 4회 복용
Benzydamine HCl	삼아탄툼액 100mL	1	1	1	1일 3회 가글 (뱉을 수 있는 소아에게 처방)

※ 원래 Acyclovir는 짧은 반감기로 1일 5회 분할 복용하는 것이 가장 좋습니다. 그러나 아픈 아이에게 5회 분할 투여를 지키는 것이 매우 어려운 일일 수 있어, 용량을 조절하여 tid로 처방하기도 합니다.

5) 칸디다성 구내염

성분명	상품명 예시	용법
Nystatin 또는 Fluconazole	제이티니스타틴시럽 100mL	시럽 1병을 생수 200mL과 섞어 가글 제조. 1회 12mL을 입안에 4–5분간 머금은 후 뱉어냄. 1일 3–4회
	디푸루칸건조시럽	1일 1회, 5mL을 3–5분간 머금은 후 삼키거나 뱉어냄

6) 구강건조증

성분명	상품명 예시	1회 투약량	1일 투여 횟수	총 투약일수	용법
인공타액 (전해질 및 보습성분)	제로바액, 제로미아액 40mL	1	1	1	구강건조 시 입안에 1–2회 분무
	드라이문트겔 50g	1	1	1	구강건조 시 입안에 적당량을 적용
Pilocarpine 5mg	살라겐정, 필로겐정	1	3	7	–

7) 구강작열감증후군

성분명	상품명 예시	1회 투약량	1일 투여 횟수	총 투약일수	용법
Clonazepam 0.5mg	리보트릴정	1–2	2–3	14	0.5–1.0mg을 입안에서 깨물어 구강내 불편한 부위에 가루가 닿도록 하여 머금고 있다가 3분 후 침과 함께 뱉어냄
Thioctic acid 600mg (Alpha-Lipoic acid)	치옥타시드정, 치옥틴정	1	1	14	–

8. 어린이 약처방

1) 시럽제제 세트

성분명	상품명 예시	체중당 1회 처방량 (mL/kg 또는 g/kg)	1일 복용 횟수	기타
Amoxicillin Clavulanate (7:1) 또는 Cefaclor (2세대)	오구멘틴듀오시럽, 아모크라듀오시럽	0.4 (0.31–0.56)	2	–
	시클러건조시럽, 세파클러건조시럽	0.3 (0.27–0.53)	3	최대용량 1일 40mL
Acetaminophen 또는 Ibuprofen 20mg/mL	세토펜건조시럽, 펜노미아건조시럽	0.03g (0.025–0.038)	3	1회 최대용량 0.0625g/kg, tid
	어린이부루펜시럽, 캐롤시럽	체중 ÷ 3 (0.25–0.5)	3	30kg 이하 어린이 1일 최대 25mL 넘지 않을 것
유산균	람노스과립 1g	2세 이상 소아 1–4포	1–2포	6세 미만 1회 6세 이상 2회

2) 알약 세트

필요시 알약을 가루로 처방하여 시럽제제와 적절히 혼합처방할 수 있습니다.

성분명	상품명 예시	용량 및 용법	1일 복용 횟수	비고
Amoxicillin	파목신캡슐 250mg, 아목사펜캡슐	20kg 이상: 1회 1–2T 20kg 미만: 20–40mg/kg을 3회 분할 투여	3	–
Acetaminophen	세토펜정 (80mg / 160mg / 325mg)	1회당 10–15mg/kg • 7–12kg, 80mg 1T • 12–24kg, 160mg 1T • 25kg 이상, 325mg 1T	3	최대용량 1일 75mg/kg
효모균	비오플 250산	1회 1포, 3세 미만 1일 2회, 3–12세 1일 3회	2–3	–

9. 임신부와 수유부의 약처방

성분명	상품명 예시	1회 투약량	1일 투여 횟수	총 투약일수	용법
Amoxicillin 500mg 또는 Cephalexin 500mg	파목신캡슐, 키목신캡슐	1	3	3-5	-
	메섹신정, 팔렉신캡슐	1	3	3-5	-
Acetaminophen 500mg	타이레놀정 500mg, 타세놀정 500mg	1	3	3-5	-
0.12% Chlorhexidine gargle	헥사메딘액, 클로르헥시딘액	1	1	1	1일 3회 사용
당화균(정장제)	메디락디에스캡슐, 락토웰장용캡슐	1	3	3	-

※ 자세한 사항은 본문의 〈임신부 및 수유부의 약처방〉 및 부록의 〈치과 약전〉을 참고하시길 바랍니다.

10. 간질환

성분명	상품명 예시	비고
Amoxicillin 또는 1, 2세대 세팔로스포린계 항생제	파목신캡슐, 곰실린캡슐	Clavulanate가 포함된 복합제는 신중투여
	메섹신캡슐, 세파메칠캡슐	1세대 세팔로스포린
	시클러캡슐, 세파클리캡슐	2세대 세팔로스포린
Acetaminophen	타이레놀정 500mg, 아세트아미노펜정 500mg	1일 최대 허용량 2g 미만

※ 자세한 사항은 본문의 〈전신질환 환자의 약물처방 시 주의사항〉 중 '간질환' 부분 및 부록의 〈치과 약전〉을 참고하시길 바랍니다.

11. 신장질환

성분명	상품명 예시	비고
Azithromycin	지스로맥스정, 아지로맥스정	일반적으로 신장애 환자에서 용량조절 불필요 투석으로 소실되지 않아 추가 투여 불필요
Acetaminophen	타이레놀정, 게보린브이정	신장애 환자에게 NSAIDs는 금기에 해당하므로 Acetaminophen을 사용

※ 자세한 사항은 본문의 〈전신질환 환자의 약물처방 시 주의사항〉 중 '신장질환' 부분 및 부록의 〈치과 약전〉을 참고하시길 바랍니다.

12. 치과수술 후 출혈

성분명	상품명 예시	1회 투약량	1일 투여 횟수	총 투약일수	용법
Tranexamic acid 250mg	도란사민캡슐, 트라넥엠캡슐	2	3	3	[양치액: 술후 출혈이 우려되는 경우] 1회 2캡슐(500mg)을 분리하여 가루를 물 10mL에 충분히 녹인 후, 2분간 가글하고 뱉어냅니다. 하루 3회, 3일간 반복합니다.
		4	2	3	[경구 복용: 술후 출혈이 발생한 경우] 1회 4캡슐(1g), 하루 2회, 3일간 복용합니다.

13. MRONJ

1) Stage 1

성분명	상품명 예시	1회 투약량	1일 투여 횟수	총 투약일수	용법
Pentoxifylline 400mg	트렌탈서방400, 페렌탈정	1	2–3	14	PENTO protocol
Tocopherol 400 I.U	그랑페롤연질캡슐 400IU	1	2	14	
0.12% Chlorhexidine gargle	클로르헥시딘액, 헥시딘가글액	1	1	1	노출되거나 괴사된 골 표면의 biofilm 제거를 위해 1일 2–3회 사용
Acetaminophen 500mg	타이레놀정, 타이센정	1	3	14	통증 조절 필요시
+/– Ibuprofen 400mg	부루펜정, 다이야펜정	1	3	14	
Tramadol 50mg 또는 Acetaminophen/Tramadol	트리돌캡슐 50mg, 트로돈캡슐	1	3	7	조절되지 않는 통증, 신경병성 통증이 있는 경우 처방 (PRN)
	울트라셋정, 트라미펜정	1	3	7	

2) Stage 2 이상

성분명	상품명 예시	1회 투약량	1일 투여 횟수	총 투약일수	비고
Amoxicillin Clavulanate 625mg	오구멘틴정, 유크라정	1	3	14	
Levofloxacin 500mg	크라비트정, 레보펙신정	1	1	14	베타락탐 항생제에 저항성이 있는 경우 퀴놀론계 항생제 사용
Moxifloxacin 400mg	아벨록스정, 모벨록신정	1	1	14	

※ PENTO protocol을 포함한 Stage 1 처방을 동일하게 적용하고, 위 항생제 목록 중 하나를 추가로 처방합니다.

부록 2
치과 약전

- 약물 상호작용은 범위가 광범위하여 제외하였습니다. [약학정보원 홈페이지] > [의약품안전사용] > [약물-약물 상호작용]에서 복용 중인 약물 및 처방하고자 하는 약물의 성분명을 입력하면, 상호작용 여부를 확인할 수 있습니다.
- 소아 시럽제 처방 시 kg당 처방용량: 약이 (A) mg/mL이고 1회 복용양이 (B) mg/kg이라면 kg당 mL을 구할 때 1회 처방용량은 B/A (mL/kg)입니다.
- 성분명 옆의 대표 상품명은 대부분 생물학적 동등성 시험의 기준이 되는 약, 즉 오리지널 의약품을 기준으로 하였습니다.
- 신질환 및 간질환 주의사항 정보는 2017년 식품의약품안전처 및 한국의약품관리원에서 발행한 의약품 적정사용 정보집을 참고하였습니다.
- 소아 용법용량, 신질환 및 간질환 시 주의사항, 금기, 병용 금기 항목이 제시되어 있지 않은 경우는 이용 가능한 정보가 없음을 의미합니다.

항생제

Amoxicillin (파목신캡슐)

약효 분류	페니실린계 항생제
식약처 분류	주로 그람양성, 음성균에 작용하는 것
치과 적응증	치과 감염의 치료 및 예방
치과 용법용량	성인 및 20kg 이상 소아에서 1회 250-500mg, 1일 3회
소아 용법용량	20kg 미만 소아에서 1일 20-40mg/kg을 3회 분할 투여
신질환 시 주의사항	• GFR 10-30mL/min: 250mg or 500mg, q12h • GFR < 10mL/min: 250mg or 500mg, q24h • 혈액투석 시 250mg or 500mg, q24h, 투석 중·후 모두 추가용량 투여 필요

부작용	위장장애, 설사, 구토, 피부발진, 발열
금기	• 페니실린계 과민증 환자 • 전염단핵구증 환자
호주 ADEC 임부 분류	A

Amoxicillin Clavulanate (오구멘틴정)

약효 분류	페니실린계 항생제
식약처 분류	주로 그람양성, 음성균에 작용하는 것
치과 적응증	치과 감염의 치료 및 예방
치과 용법용량	• 식사 초기 투여 • 성인 및 12세 또는 40kg 이상 소아에서 1회 375–625mg, 1일 3회
소아 용법용량	• (오구멘틴시럽 4:1): 1일 체중 kg당 20–40mg/5–10mg을 3회 분할 투여 • (오구멘틴듀오시럽 7:1): 1일 체중 kg당 25–45mg/3.6–6.4mg을 2회 분할 투여
신질환 시 주의사항	• CrCl 10–30mL/min: 375mg or 625mg, q12h • CrCl < 10mL/min: 375mg or 625mg, q24h • 혈액투석 시 375mg or 625mg, q24h, 투석 중 후 모두 추가용량 투여 필요
간질환 시 주의사항	간장애 환자: 신중투여
부작용	설사, 위막성 대장염, 소화불량, 구역, 구토, 구내염, AST/ALT/ALP 상승, 피부발진
금기	• 베타락탐계 항생제 과민증 환자 • 전염단핵구증 및 림프성백혈병 환자 • 이 약 또는 페니실린에 의한 황달 또는 간기능장애 병력이 있는 환자
호주 ADEC 임부 분류	A for Amoxicillin, B1 for Clavulanate

Azithromycin (지스로맥스정)

약효 분류	마크로라이드계 항생제
식약처 분류	주로 그람양성균, 리케치아, 비루스에 작용하는 것
치과 적응증	치과 감염의 치료 및 예방(치주질환의 항생제요법)
치과 용법용량	성인 및 45kg 이상 소아 • 3일 요법: 1일 1회 500mg • 5일 요법: 첫날 500mg 1회 투여, 둘째날부터 1일 1회 250mg
소아 용법용량	45kg 미만 소아 • 3일 요법: 1일 1회 10mg/kg • 5일 요법: 첫날 10mg/kg 1회, 둘째날부터 1일 1회 5mg/kg
신질환 시 주의사항	• CrCl 〈 10mL/min: 신중투여 • GFR ≥ 80mL/min: 용량조절 불필요 • 투석 시 추가 투여 불필요
간질환 시 주의사항	중증의 간장애 환자: 신중투여
부작용	어지러움, 두통, 구역, 구토, 복통, 설사, 발진, 가려움, 질염
금기	마크로라이드계 항생제 과민증 환자
병용 금기	Anhydrous caffeine + Ergotamine 및 Dihydroergotamine (편두통 치료제), Domperidone (위장운동조절제), Haloperidol (항정신병약)
호주 ADEC 임부 분류	B1

Cefaclor (시클러캡슐)

약효 분류	2세대 세팔로스포린계
식약처 분류	주로 그람양성, 음성균에 작용하는 것
치과 적응증	치과 감염의 치료 및 예방
치과 용법용량	성인에서 1회 250-500mg, 1일 3회
소아 용법용량	1일 20-40mg/kg을 3회 분할 투여. 최대용량 1일 1g
신질환 시 주의사항	용량 변화 없이 투여 가능
부작용	위막성 대장염, 설사, 구역, 구토, 위장장애, 피부발진, 두드러기, 가려움, 관절통
금기	세팔로스포린계 항생제 과민증 환자
호주 ADEC 임부 분류	B1

Cefditoren (메이액트정)

약효 분류	3세대 세팔로스포린
식약처 분류	주로 그람양성, 음성균에 작용하는 것
치과 적응증	치과 감염의 치료 및 예방
치과 용법용량	1회 100–200mg, 1일 3회 식후 투여
소아 용법용량	1회 3–6mg/kg, 1일 3회. 최대용량 1회 200mg
신질환 시 주의사항	정보 없음
부작용	설사, 구역, 구토, 복통, 피부발진
금기	• 이 약에 쇼크 병력 환자 및 과민증 환자 • 카르티닌 결핍과 관련된 선천성 대사장애 환자 • 우유 과민증 환자(우유단백질 함유)
호주 ADEC 임부 분류	정보 없음(참고: FDA B등급)

Cefpodoxime (바난정)

약효 분류	3세대 세팔로스포린
식약처 분류	주로 그람양성, 음성균에 작용하는 것
치과 적응증	치과 감염의 치료 및 예방(치성 상악동염의 치료)
치과 용법용량	1회 100–200mg, 1일 2회 식후 투여
소아 용법용량	1회 3–4.5mg/kg, 1일 2–3회
신질환 시 주의사항	• CrCl ≥ 30mL/min: 용량조절 및 투여간격 연장 불필요 • CrCl < 30mL/min: q24h • CrCl < 10mL/min: q24–48h • 혈액투석 시 1주일 3회, 각 투석 후 투여 • 복막투석 시 투여간격을 q24h로 연장
부작용	위장장애, 설사, 구토, 약한 피부발진
금기	• 이 약에 과민증 환자 • 유당분해효소 결핍증 등 유당 흡수 관련 유전적 문제가 있는 환자 (유당 함유)
호주 ADEC 임부 분류	B1

Cephalexin (Cefalexin) (메섹신캡슐, 팔렉신캡슐)

약효 분류	1세대 세팔로스포린
식약처 분류	주로 그람양성, 음성균에 작용하는 것
치과 적응증	치과 감염의 치료 및 예방
치과 용법용량	성인 및 13세 이상 소아에서 1회 500mg, 1일 2-3회 투여 1일 4g까지 증량 가능
소아 용법용량	시럽제 없음. 1일 25-50mg/kg또는 중증 감염 시 50-100mg/kg을 4회 분할 투여 (1일 4g 초과 금지)
신질환 시 주의사항	CrCl < 10mL/min: 상용량의 50% 이하로 감량 최대권장량(1일 4g): 경증 신부전의 경우 50%, 중등도의 경우 75%, 중증의 경우 87.5%로 감량
부작용	설사, 오심, 구토, 위장장애, 피부발진 등
금기	세팔로스포린계 항생물질에 과민반응 환자
호주 ADEC 임부 분류	A (cefalexin으로 표기)

Chlorhexidine gluconate (헥사메딘)

약효 분류	치과 구강용 살균소독제
식약처 분류	치과구강용약
치과 적응증	치과적 염증 및 감염의 완화
치과 용법용량	1회 15mL, 1일 2회 약 1분 동안 사용. 장기간 투여하지 않도록 주의함
소아 용법용량	18세 미만 소아에 대한 유효성 및 안전성은 확립되어 있지 않음
신질환 시 주의사항	정보 없음
간질환 시 주의사항	정보 없음
부작용	치아나 구강표면 착색, 치석 증가, 미각변화, 구강점막 자극, 발진, 두드러기 등
금기	이 약에 과민증 환자
호주 ADEC 임부 분류	A

Ciprofloxacin (씨프로바이정)

약효 분류	퀴놀론계 항생제
식약처 분류	기타의 화학요법제
치과 적응증	치과 감염의 치료 및 예방(부작용 우려로 사용 빈도가 높지 않음)
치과 용법용량	1회 250–500mg, 1일 2회 식간 투여. 중증 감염 시 1회 750mg
소아 용법용량	18세 미만 투여 금기
신질환 시 주의사항	• CrCl 30–50mL/min: 1회 250–500mg씩 1일 2회 투여 • CrCl 5–29mL/min: 1회 250–500mg, q18h • 투석 중인 환자는 1회 250–500mg, 1일 1회 투석 후 투여 • 중증 감염의 경우 1회 750mg 투여 가능하나 주의 깊게 관찰 필요함
부작용	구역, 구토, 설사, 복통, 두통, 초조, 피부발진, 어지러움
금기	• 퀴놀론계 항생제 과민증 환자 • 소아 및 18세 미만의 성장 중인 청소년 • 임부 및 수유부 • 간질 환자
병용 금기	Agomelatine (항우울제), Domperidone (위장운동조절제), Ketoprofen 및 Dexketoprofen (NSAIDs), Tizanidine (근이완제), 케토프로펜 (NSAIDs)
호주 ADEC 임부 분류	B3

Clarithromycin (클래리시드필름코팅정)

약효 분류	마크로라이드계 항생제
식약처 분류	기타의 항생물질 제제
치과 적응증	치과 감염의 치료 및 예방(페니실린 알레르기 환자, 치성 상악동염의 치료)
치과 용법용량	1회 250–500mg, 1일 2회
소아 용법용량	1회 7.5mg/kg, 1일 2회 식사와 관계없이 투여
신질환 시 주의사항	• CrCl ≤ 30mL/min: 절반 용량 투여 • AIDS 치료제인 아타자나비어, 리토나비어와 병용 투여 시 – CrCl 30–60mL/min: 용량의 50% 투여 – CrCl < 30mL/min: 용량의 25% 투여

간질환 시 주의사항	• 신기능이 정상인 경우 용량조절 불필요 • 간장애와 중증 신장애가 동반된 경우: 용량 감량 또는 투여 간격 연장 • 중증 간장애 환자: 금기
부작용	설사, 구역, 미각이상, 소화불량, 복통, 두통, 피부발진, 입마름, 치아 변색
금기	• 마크로라이드계 항생제에 과민증 환자 • QT 연장 또는 심실성 심부정맥 병력이 있는 환자 • 중증 간장애 환자 • 임부 및 수유부 • 중추신경계 감염환자 • 전해질 장애가 있는 환자
병용 금기	Anhydrous caffeine + Ergotamine 및 Dihydroergotamine (편두통 치료제), Colchicine, Domperidone (위장운동조절제), Haloperidol 및 Pimozide (항정신병약), Ivabradine, Mizolastine (2세대 항히스타민제), Palbociclib, Silodosin, Simvastatin, Ticagrelor, Tolvaptan, Trastuzumab emtansine
호주 ADEC 임부 분류	B3

Clindamycin (훌그램캡슐)

약효 분류	린코마이신계 항생제
식약처 분류	기타의 항생물질 제제
치과 적응증	치성감염 시 Metronidazole에 부작용이 큰 경우 대체 투여, 치주질환 시 투여 가능
치과 용법용량	1회 150mg, q4h, 심한 중증감염 시 1회 300–450mg 투여
소아 용법용량	중증감염 시 1일 8–16mg/kg을 3–4회 분할 투여. 심한 중증감염 시 1회 16–20mg/kg
신질환 시 주의사항	정보 없음
간질환 시 주의사항	정보 없음
부작용	설사, 대장염, 구역, 구토, 발진, 위경련, 가스 참
금기	이 약에 과민증 환자 * 이 약은 치명적인 중증 대장염을 일으킬 수 있으므로 경미한 감염증에는 투여하지 않음
호주 ADEC 임부 분류	A

Doxycycline (모노신정)

약효 분류	테트라사이클린계 항생제
식약처 분류	주로 그람양성, 음성균, 리케치아, 비루스에 작용하는 것
치과 적응증	치과 감염의 치료 및 예방
치과 용법용량	• 성인: 초회량으로 1회 100mg, 1일 2회. 유지량으로 1일 100mg, 1일 1–2회 • 12세 이상 청소년: 45kg 이하인 경우 초회량으로 4mg/kg을 1일 2회 투여. 유지량으로 1일 2mg/kg을 1–2회 분할 투여 (45kg 이상은 성인 용량 동일) • 치주치료 후 유지기간 용법: 1회 20mg, 1일 2회 투여
소아 용법용량	12세 미만은 다른 치료법이 없는 중증 상태 외 투여 금기
신질환 시 주의사항	• 신장애 환자에서는 테트라사이클린 계열 약물의 상용량에서도 과잉축적이 나타나 간독성을 일으킬 수 있으며, 이 경우 용량을 줄이고 장기투여 시 약물의 혈청 농도 측정 • 신손상 정도에 따른 용량조절 불필요 • 투석 시 용량조절 불필요
간질환 시 주의사항	정보 없음
부작용	설사, 구토, 인후염, 빛에 피부가 예민해짐, 입이나 질 부위의 가려움, 부종, 피부발진, 호흡곤란
금기	• 테트라사이클린계 항생제 과민증 환자 • 임부 및 수유부, 12세 미만 소아 • 신부전 환자 • 중증 간기능 이상 환자 • 중증 근무력증 환자
병용 금기	레티노이드 제제(여드름 치료제)를 투여받고 있는 환자
호주 ADEC 임부 분류	D

Levofloxacin (크라비트정)

약효 분류	뉴퀴놀론계 항생제
식약처 분류	기타의 화학요법제
치과 적응증	치과 감염의 치료 및 예방(페니실린 알레르기가 있는 경우의 치성감염, MRONJ의 약물치료)
치과 용법용량	1회 100mg, 1일 2–3회. 중증 또는 효과가 불충분한 경우 1회 200mg, 1일 3회
소아 용법용량	18세 이하 투여 금기
신질환 시 주의사항	• 거의 신배설이 이루어지므로 용량조절 필요 • CrCl 50–80mL/min: 용량조절 불필요 • CrCl 20–49mL/min: 초회용량 750mg, q48h • CrCl 10–19mL/min: 초회용량 750mg, 이후 48시간마다 500mg • 투석 시 초회용량 750mg, 이후 48시간마다 500mg
간질환 시 주의사항	정보 없음
부작용	두통, 불면, 어지러움, 피부발진, 구역, 구토, 설사, 변비, 복통, 소화불량
금기	• 퀴놀론계 항생제 과민증 환자 • 퀴놀론계 항생제로 인한 건염, 건파열 병력 환자 • 소아 및 18세 이하의 성장 중인 청소년 • 임부 및 수유부 • 간질 환자
병용 금기	Domperidone, Haloperidol, Hydroxyzine
호주 ADEC 임부 분류	정보 없음(참고: FDA C등급)

Metronidazole (후라시닐정)

약효 분류	항혐기성균 & 항원충제
식약처 분류	항원충제
치과 적응증	혐기성균과 관련된 치성감염, 치주질환, 상악동염 등의 치료
치과 용법용량	1회 500mg, 1일 3–4회. 1일 최대용량 4g * 이 약의 투여기간 중 및 투여 후 최소 3일 동안 알코올 섭취 중단 필요
소아 용법용량	12세 미만의 소아 1회 7.5mg/kg, 1일 3회
신질환 시 주의사항	정보 없음
간질환 시 주의사항	• 간장애 환자에서 신중투여 • 경증 또는 중등도 간장애: 용량조절 불필요, 부작용 모니터링 • 중증 간장애: 속방형 정제의 경우 용량 50% 감량
부작용	어지러움, 두통, 구역, 구토, 설사, 식욕감소, 손발 저림, 발진, 가려움, 두드러기, 경련, 환각, 시각장애, 배뇨장애, 진한 소변색
금기	• 이 약 또는 이미다졸 유도체에 과민증 환자 • 혈액질환 또는 그 병력이 있는 환자 • 기질적 신경계 질환 환자(갑상샘저하증, 부신저하증 포함) • 임신 첫 3개월 이내의 임부 • 수유부(24시간 이상 수유 중단 필요) • 이 약의 투여기간 중 및 투여 후 최소 3일 동안 알코올 섭취 중단 필요
병용 금기	• Mizolastine (2세대 항히스타민제) • 2주 이내 Disulfiram (알코올 중독 치료제)을 복용한 환자
호주 ADEC 임부 분류	B2 / 임신 첫 3개월 이내의 임부 금기

Minocycline (미노씬캡슐)

약효 분류	테트라사이클린계 항생제
식약처 분류	주로 그람양성, 음성균, 리케치아, 비루스에 작용하는 것
치과 적응증	치과 감염의 치료 및 예방
치과 용법용량	초회 200mg을 투여하고, 이후 12시간마다 100mg 투여. 식전 1시간 또는 식후 2시간에 투여
소아 용법용량	12세 이상 소아: 초회 4mg/kg을 투여하고, 이후 12시간마다 2mg/kg 투여
신질환 시 주의사항	• 신장애 환자에서는 테트라사이클린 계열 약물의 상용량에서도 과잉축적이 나타나 간독성을 일으킬 수 있으며, 이 경우 용량을 줄이고 장기투여 시 약물의 혈청 농도 측정 • 1일 최대 200mg을 초과하지 않음 • 투석에 따른 추가 투여 불필요
간질환 시 주의사항	• 중증 간기능부전 환자: 금기 • 간장애 환자, 간독성 약물 투여 환자: 신중투여
부작용	
금기	• 테트라사이클린계 항생제 과민증 환자 • 임부 및 수유부 • 12세 미만 소아 • 신부전 환자 • 중증 간기능부전 환자 • 전신홍반루푸스 환자
병용 금기	레티노이드 제제(여드름 치료제)
호주 ADEC 임부 분류	D

Moxifloxacin (아벨록스정)

약효 분류	뉴퀴놀론계 항생제
식약처 분류	기타의 화학요법제
치과 적응증	치과 감염의 치료 및 예방(MRONJ의 약물치료)
치과 용법용량	1일 1회 400mg, 식사와 관계없이 복용
소아 용법용량	18세 이하 투여 금기
신질환 시 주의사항	• 신장애 환자: 용량조절 불필요 • 투석 시 용량조절 및 추가투여 불필요
간질환 시 주의사항	정보 없음
부작용	어지러움, 졸음, 구역, 설사, 소화불량, 빈혈, 관절통, 근육통, 발진, 가려움, 호흡곤란, 불면
금기	• 퀴놀론계 항생제 과민증 환자 • 18세 미만의 소아 또는 성장기 청소년 • 임부 및 수유부 • 중증의 간장애 환자(임상자료 불충분) • 정상 수치보다 5배 이상 아미노전달효소 수치를 보이는 환자 • QT 간격 연장 질환이 있는 환자 • 전해질 이상 환자 • 서맥 환자, 부정맥 증상 병력 환자 • 좌심실 박출 계수 감소에 따른 심부전 환자 • 항정신병약, TCA 항우울제, 특정 항균제 등을 투여 중인 환자
병용 금기	Domperidone, Haloperidol, Hydroxyzine
호주 ADEC 임부 분류	B3

Tyrothricin (티로클겔)

약효 분류	외용 항생제
식약처 분류	기타의 화학요법제
치과 적응증	입술포진
치과 용법용량	감염된 부위에 하루 2-3회 적당량을 바른다.
소아 용법용량	성인과 동일
신질환 시 주의사항	정보 없음
부작용	피부 화끈감 등의 과민반응
금기	• 이 약 및 이 약의 구성성분에 과민반응의 병력이 있는 환자 • 임부 또는 임신하고 있을 가능성이 있는 여성 및 수유부 • 코점막 부위
호주 ADEC 임부 분류	정보 없음

진통제 및 스테로이드

비스테로이드성 소염진통제(NSAIDs)의 공통 금기사항은 다음과 같습니다.

- 이 약 또는 아스피린이나 다른 NSAIDs에 과민증 환자
- 이전의 NSAIDs 치료로 인해 위장관 출혈 또는 천공이 발생한 병력이 있는 환자
- 활동성 소화성궤양/출혈 또는 그 병력이 있는 환자
- 크론병 또는 궤양성 대장염과 같은 염증성 장질환 환자
- 관상동맥 우회로술 전후 발생하는 통증의 치료
- 심한 혈액이상 환자
- 중증 심부전 환자 및 울혈성 심부전 환자, 허혈성 심질환, 말초동맥 질환, 뇌혈관 질환자
- 중증 신장애 환자
- 중증 간장애 환자
- 심한 고혈압 환자
- 심한 기관지 천식 또는 그 병력이 있는 환자
- 임부 및 수유부(임신 6개월 이상의 임부 또는 임신 말기 3개월 기간에 해당하는 임부)

진통제

Aceclofenac (에어탈정)

약효 분류	비스테로이드성 소염진통제
치과 적응증	턱관절 및 상악동 질환의 통증 및 염증 완화
치과 용법용량	• 1회 100mg, 1일 2회 • 간장애 환자: 초기 용량으로 1일 100mg 투여
소아 용법용량	정보 없음
신질환 시 주의사항	• 중증 신장애 환자: 투여하지 말 것 • 신장애 또는 그 병력이 있는 환자: 신중투여 • 투석 관련 자료 없음
간질환 시 주의사항	• 중증 간장애 환자: 금기 • 간장애 또는 그 병력이 있는 환자: 신중투여 • 간장애 환자: 초기 용량 1일 100mg
부작용	소화성궤양, 천공, 위장출혈, 소화불량, 복부통증, 구역, 설사, 가려움, 발진, 두드러기, 어지러움, 피로, 간효소 수치 이상 등
금기	NSAIDs 공통 금기사항과 동일
병용 금기	Ketorolac (NSAIDs)
호주 ADEC 임부 분류	정보 없음

Acetaminophen (타이레놀정)

약효 분류	기타 진통제
치과 적응증	치과 관련 질환 또는 수술 등에 의한 통증 조절
치과 용법용량	• 1회 300–1,000mg, 1일 3–4회, 1일 최대용량 4g • 서방정의 경우 1회 1,300mg, q8h
소아 용법용량	• 12세 미만 소아: 1회 10–15mg/kg, q4–6h, 1일 최대 5회 (75mg/kg) • 서방정은 12세 미만 금기
신질환 시 주의사항	• CrCl 10–15mL/min: q6h • CrCl ＜ 10mL/min: q8h
간질환 시 주의사항	• 중증 간질환 환자: 금기 • 간부전 환자 1일 복용량 감량
부작용	복통, 복부불쾌감, 구토, 위장출혈, 소화성궤양, 드물게 과민증상(호흡곤란, 부종, 두드러기, 저혈압 등)
금기	• 이 약에 과민증 환자 • 소화성궤양 환자 • 심한 혈액이상 환자, 심한 간장애 환자, 심한 신장애 환자, 심한 심장기능저하 환자 • 아스피린 천식 또는 그 병력이 있는 환자 • TCA 항우울제, 바르비탈계(barbital, 진정제) 약물 복용 환자, 알코올 섭취자
호주 ADEC 임부 분류	A

Benzydamine HCl (삼아탄툼액)

약효 분류	구내염·구강살균소독제
치과 적응증	구내염 또는 구강내 창상으로 인한 통증 및 염증 완화
치과 용법용량	1회 15mL, 1일 2–3회 원액 그대로 또는 소량의 물로 희석하여 가글
소아 용법용량	동일함
신질환 시 주의사항	정보 없음
간질환 시 주의사항	정보 없음
부작용	구강내 자극감, 따끔거림, 무감각, 트림, 구역, 구토, 기침, 입마름, 두통
금기	이 약에 과민증 환자
호주 ADEC 임부 분류	B2

Celecoxib (쎄레브렉스캡슐)

약효 분류	COX-2 선택적 비스테로이드성 소염진통제
치과 적응증	NSAIDs에 의한 위장관 부작용을 최소화하며 통증 및 염증 완화
치과 용법용량	초기 400mg, 필요시 투여 첫날 200mg 추가 투여, 둘째 날부터 필요시 1회 200mg, bid
소아 용법용량	정보 없음(18세 이하 안전성 미확립)
신질환 시 주의사항	• CrCl < 30mL/min: 금기 • CrCl < 60mL/min: 신중투여 • 진행된 신질환 환자에서 투여가 권장되지 않음 • 거의 투석되지 않음
간질환 시 주의사항	• 간장애 환자 또는 병력이 있는 환자: 신중투여 • 중등도 간장애 환자: 1일 권장량의 50% 감소 • 중증 간장애 환자: 투여 금기
부작용	기관지염, 부비강염, 상기도감염, 요로감염, 불면증, 어지러움, 고혈압, 기침, 구토, 복통, 설사, 소화불량, 가려움, 발진, 말초부종 등
금기	• NSAIDs 공통 금기사항 + • 고칼륨혈증 환자
병용 금기	Ketorolac (NSAIDs)
호주 ADEC 임부 분류	B3

Dexibuprofen (애니펜정)

약효 분류	비스테로이드성 소염진통제
치과 적응증	치과 관련 질환 또는 수술 등에 의한 통증 및 염증 완화
치과 용법용량	• 1회 300mg, 1일 2–4회 또는 1회 400mg, 1일 2–3회. 1일 최대용량 1,200mg • 서방정의 경우 1회 600mg, 1일 2회
소아 용법용량	• 생후 6개월 이상: 1회 5–7mg/kg, q4–6h. 1일 최대 4회(28mg/kg) • 6세 이상: 1일 15mg/kg을 2–4회 분할 투여 • 30kg 이하인 소아 1일 최대 300mg
신질환 시 주의사항	정보 없음
간질환 시 주의사항	• 심한 간장애 환자: 투여 금기 • 간경변 환자 저용량 투여고려
부작용	식욕감소, 구역, 구토, 복통, 소화불량, 설사, 발진, 가려움, 눈주위 부종 등
금기	NSAIDs 공통 금기사항과 동일
병용 금기	Ketorolac (NSAIDs)
호주 ADEC 임부 분류	정보 없음

Ibuprofen (부루펜정)

약효 분류	비스테로이드성 소염진통제
치과 적응증	치과 관련 질환 또는 수술 등에 의한 통증 및 염증 완화
치과 용법용량	• 1회 200–400mg, 1일 3–4회. 1일 최대용량 1,200mg • 서방정의 경우 1회 600mg, 1일 2회
소아 용법용량	1회 용량은 다음과 같음. 30kg 미만 어린이 1일 최대용량 500mg (25mL) 1–2세: 3–5mL (50–100mg) 3–6세: 5–8mL (100–150mg) 7–10세: 8–10mL (150–200mg) 11–14세: 10–13mL (200–250mg)
신질환 시 주의사항	• 심한 신장애 환자: 금기 • 과량 투여 시 신부전 유발 가능 • 용량조절 불필요 • 투석되지 않음

간질환 시 주의사항	• 간경화, 간장애 또는 그 병력이 있는 환자: 신중투여 • 심한 간장애 환자: 금기 • 간질환 환자: 용량조절 불필요
부작용	위경련, 가슴앓이, 위장장애, 어지러움, 피로, 발진, 두드러기, 귀울림, 두통, 신경과민
금기	• NSAIDs 공통 금기사항 + • 항암요법으로 고용량 메토트렉세이트를 투여 중인 환자
병용 금기	케토롤락(NSAIDs), 메토트렉세이트(화학억제제, 면역억제제)
호주 ADEC 임부 분류	C

Ketorolac (케토라신정)

약효 분류	비스테로이드성 소염진통제
치과 적응증	중등도 및 중증의 급성통증(수술 후 통증 포함)에 대한 단기요법
치과 용법용량	1회 10mg, q4–6h. 1일 최대용량 40mg, 투여기간은 7일을 초과하지 않음
소아 용법용량	16세 이하 금기
신질환 시 주의사항	• 신질환 환자 매우 주의 • 중등도 또는 중증의 신부전 환자: 금기 • 투석 시 제거되지 않음
간질환 시 주의사항	• 간장애 또는 그 병력이 있는 환자: 신중투여 • 중증 간장애 환자: 금기 • 간질환 환자: 제거 반감기 연장 및 약동학적 특성 변화
부작용	구역, 위장장애, 설사, 부종, 혈압증가, 발적, 가려움, 두통, 발한, 졸음, 어지러움, 감각이상
금기	• NSAIDs 공통 금기사항 + • 코폴립, 혈관부종 또는 기관지 경련 증상이 있는 환자 • 편도절제 수술을 받은 환자에서의 통증 조절 • 다른 NSAIDs를 투여받고 있는 환자 • 탈수나 다른 원인에 의한 저혈량증 환자 • 16세 이하의 청소년(경구제에 한함)
병용 금기	Aspirin 및 NSAIDs
호주 ADEC 임부 분류	C

Loxoprofen (동화록소닌정)

약효 분류	비스테로이드성 소염진통제
치과 적응증	치과 관련 질환 또는 수술 등에 의한 통증 및 염증 완화
치과 용법용량	• 1회 60mg, 1일 3회. 1회 요법 시 60–120mg으로 1일 1회. 1일 최대용량 180mg • 공복 시 복용을 피함. 서방정의 경우 1회 90mg, 1일 2회
소아 용법용량	정보 없음
신질환 시 주의사항	정보 없음
간질환 시 주의사항	• 경증–중등도 간장애 환자: 주의 • 중증 간장애 환자: 금기
부작용	발진, 가려움, 발열, 복통, 위부불쾌감, 식욕부진, 구역, 구토, 설사, 변비, 속쓰림, 소화불량, 구내염, 목마름, 복부팽만, 졸음, 무감각, 어지러움, 호산구 증가, 부종, 가슴 통증, 불안감, 권태 등
금기	NSAIDs 공통 금기사항과 동일
병용 금기	Ketorolac (NSAIDs)
호주 ADEC 임부 분류	정보 없음

Meloxicam (모빅캡슐)

약효 분류	비스테로이드성 소염진통제
치과 적응증	치과 관련 질환 또는 수술 등에 의한 통증 및 염증 완화
치과 용법용량	7.5mg 1일 1회 투여. 증상이 개선되지 않을 경우 1일 최대 15mg까지 증량 가능. 1일 복용량을 한 번에 복용해야 하며, 식사 중 복용함
소아 용법용량	15세 이하 금기
신질환 시 주의사항	• 신장애 또는 그 병력이 있는 환자: 신중투여 • 경증–중등도 신부전: 용량조절 불필요 • 중증 신장애 환자(CrCl < 15mL/min)로서 혈액투석을 하지 않는 환자: 금기 • 투석을 하고 있는 중증 신장애 환자의 경우 1일 최대 7.5mg
간질환 시 주의사항	• 경증–중등도 간장애 환자: 용량조절 불필요 • 중증 간장애 환자: 금기
부작용	어지러움, 졸음, 두통, 귀울림, 피로, 떨림, 가슴 두근거림, 기침, 상기도 감염, 위장출혈, 발진, 두드러기, 가려움, 부종, 배뇨장애, 관절통, 요통 등

금기	• NSAIDs 공통 금기사항 + • 15세 이하의 청소년 • 임신 계획이 있는 여성(생식력 저하 가능성)
병용 금기	Ketorolac (NSAIDs), Methotrexate (화학억제제, 면역억제제)
호주 ADEC 임부 분류	C

Naproxen (에이스펜연질캡슐)

약효 분류	비스테로이드성 소염진통제
치과 적응증	치과 관련 질환 또는 수술 등에 의한 통증 및 염증 완화
치과 용법용량	• 초회량 500mg 투여 후 6–8시간 간격으로 250mg 투여. 1일 최대용량 1,250mg • 서방정의 경우 1일 1회 1,000mg
소아 용법용량	정보 없음
신질환 시 주의사항	• 중등도–중증 신부전(CrCl < 30mL/min): 권장되지 않음 • 심한 신장애 환자: 금기 • 혈액투석 후 용량 보충 불필요
간질환 시 주의사항	• 간부전 환자: 최소 유효용량 투여, 고용량이 필요한 적응증일 경우 용량조절 필요 • 심한 간장애 환자: 금기
부작용	졸음, 어지러움, 귀가 울림, 두통, 위경련, 구역, 부종, 변비, 설사
금기	NSAIDs 공통 금기사항과 동일
병용 금기	Ketorolac (NSAIDs)
호주 ADEC 임부 분류	C

Tramadol (트리돌캡슐) / 경기기간 중 금지약물

약효 분류	기타 진통제
치과 적응증	치과 관련 질환 또는 수술 등에 의한 심한 통증이나 신경병성 통증 완화
치과 용법용량	• 1회 50mg 투여 후 필요시 30–60분 후 50mg 추가 투여. 1일 최대용량 400mg • 서방정의 경우 1일 1회 150mg 또는 1회 75mg, 1일 2회 투여
소아 용법용량	12세 미만의 소아 금기
신질환 시 주의사항	• CrCl < 30mL/min: 투여량 감소, 투여간격 12시간 이상, 1일 최대 200mg • 중증 신장애 환자(CrCl < 10mL/min): 금기 • 혈액투석 시 4시간 동안 약의 7% 이하 제거
간질환 시 주의사항	• 간장애 환자: 투여간격 연장 고려, 용량조절 시 모니터링 • 간기능 부전 환자: 1회 50mg, q12h (서방정 금기)
부작용	땀이 남, 피로, 호흡억제, 가슴 두근거림, 졸음, 귀울림, 구역, 구토, 복통, 입마름, 배뇨장애, 발열, 오한, 발진
금기	• 이 약 또는 이 약의 구성성분 및 아편에 대해 과민증 환자 • 급성 알코올중독 환자 • 수면제, 진통제, 아편, 향정신성 약물 등 중추신경계 작용약물 중독 환자 • 심한 호흡억제상태 환자 • 의식혼탁 위험 환자(두부손상, 뇌병변 등) • MAO저해제를 투여받고 있는 환자 또는 최근 14일 이내에 투약한 경험이 있는 환자 • 중증 신장애 환자 • 중증 간장애 환자 • 임부, 수유부 • 12세 미만의 소아 • 편도절제술 및/또는 아데노이드절제술을 받은 18세 미만 소아에서 수술 후 관리 • 적절한 치료를 받지 않고 있는 간질 환자 • 마약 금단 증상 치료 목적의 사용
병용 금기	Moclobemide (항우울제), Rasagiline 및 Selegiline (도파민 분해 방지)
호주 ADEC 임부 분류	C

Zaltoprofen (솔레톤정)

약효 분류	비스테로이드성 소염진통제
치과 적응증	치과 관련 질환 또는 수술 등에 의한 통증 및 염증 완화
치과 용법용량	1회 80mg, 1일 3회. 단회투여 시 80–160mg
소아 용법용량	정보 없음
신질환 시 주의사항	• 신질환 환자: 신중투여 • 중증 신장애 환자: 금기 • 투석 관련자료 없음
간질환 시 주의사항	• 경증–중등도 간장애 환자: 용량조절 불필요. 신중투여 • 중증 간장애 환자: 금기
부작용	구역, 위장장애, 설사, 부종, 발적, 가려움, 두통, 졸음, 어지러움
금기	NSAIDs 공통 금기사항과 동일
병용 금기	Ketorolac (NSAIDs)
호주 ADEC 임부 분류	정보 없음

스테로이드

Dexamethasone inj. (덱사메타손주사액) / 경기기간 중 금지약물

약효 분류	부신피질호르몬제
치과 적응증	치과 질환 또는 처치 후의 심한 염증 및 부종의 완화, 심한 아프타성 구내염과 편평태선 및 턱관절질환의 치료
치과 용법용량	• 관절내 주사, 점액낭내 주입: 1회 0.8–5mg. 원칙적으로 투여간격 2주 이상 • 연조직 내 주사: 1회 2–6mg. 원칙적으로 투여간격 2주 이상 • 국소피내 주사: 1회 0.05–0.1mg씩 1mg까지 주 1회 * 아나필락시스 쇼크 시 성인 10mg, 소아 5mg 투여
소아 용법용량	발육장애 가능성이 있으므로 필요시 최소용량 투여 후 발육성장 관찰 필요
신질환 시 주의사항	정보 없음
간질환 시 주의사항	지방간, 간장애 환자: 신중투여
부작용	설사, 구토, 구역, 복통, 입마름, 식욕변화, 우울, 불면, 두통, 어지러움, 근육통, 부종, 혈압상승, 감염, 혈당증가, 월경이상
금기	• 이 약 또는 이 약 성분에 과민증 및 그 병력이 있는 환자 • 관절강내, 점액낭내, 건초내 또는 건주위에 감염증이 있는 환자 • 관절이 불안정한 환자 • 생백신 투여 환자 • 단순포진, 대상포진, 수두 환자 • 유효한 항균제가 없는 감염증, 전신 진균감염증 환자 • 신생아, 미숙아
호주 ADEC 임부 분류	A

Prednisolone (프레드니솔론정) / 경기기간 중 금지약물

약효 분류	부신피질호르몬제
치과 적응증	치과 질환 또는 처치 후의 심한 염증 및 부종의 완화, 구강악안면의 감각신경 손상, 안면마비, 아프타성 구내염, 두드러기 등의 치료
치과 용법용량	1일 5–60mg을 1–4회 분할 투여 * 스테로이드 가글 제조 시 30mg을 물 500mL에 섞어 사용
소아 용법용량	발육장애 가능성이 있으므로 필요시 최소용량 투여 후 발육성장 관찰 필요
신질환 시 주의사항	• 신부전 환자: 신중투여(배설 지연으로 부작용이 나타나기 쉬움) • 혈액투석으로 약간 투석되며, 간헐적인 혈액투석 시 보충투여 필요함 • 복막투석 시 보충투여 불필요
간질환 시 주의사항	지방간, 간장애 환자: 신중투여
부작용	식욕증가, 소화불량, 속쓰림, 두통, 어지러움, 불면, 초조, 피부가 얇아짐, 땀 증가, 얼굴 달아오름, 다모증, 쉽게 멍듦, 월경이상, 부종, 장기복용 시 골다공증, 소아의 성장지연, 백내장, 당뇨
금기	• 유효한 항균제가 없는 감염증 및 전신 진균감염증 환자 • 이 약에 과민증 환자 • 단순포진, 대상포진, 수두 환자 • 생백신 투여 환자
호주 ADEC 임부 분류	A

항바이러스제와 항진균제

항바이러스제

Acyclovir (조비락스정)

약효 분류	항바이러스제
치과 적응증	구순포진, 안면마비 시 스테로이드와 병용 투여
치과 용법용량	1회 200mg, q4h, 1일 5회
소아 용법용량	• 2세 이상: 성인 용량과 동일 • 2세 미만: 성인 용량의 절반을 투여함
신질환 시 주의사항	• 신장애 환자는 정신신경계 이상반응이 일어나기 쉬우므로 주의가 필요함 • 중증 신장애 환자(CrCl < 10mL/min): 1회 200mg, q12h • 혈액투석 후 약 60% 제거, 투석 후 보충투여 필요 • 복막투석 시 보충투여 불필요
간질환 시 주의사항	정보 없음
부작용	발열, 두드러기, 방향감각 상실, 초조, 떨림, 졸음, 두통, 구역, 구토, 복통, 위통
금기	이 약 또는 발라시클로버에 과민 반응
호주 ADEC 임부 분류	B3

Famciclovir (팜비어정)

약효 분류	항바이러스제
치과 적응증	안면마비 시 스테로이드와 병용 투여
치과 용법용량	1회 250mg, 1일 3회
소아 용법용량	정보 없음
신질환 시 주의사항	• CrCl 30–59mL/min: 1회 250mg, 1일 2회 • CrCl 10–29mL/min: 1회 250mg, 1일 1회 • 혈액투석 시 48시간마다 투여
간질환 시 주의사항	• 만성 대상성 간질환 환자: 용량조절 불필요 • 만성 비대상성 간질환 환자: 정보 불충분
부작용	두통, 구역, 피로, 가려움, 발진, 월경이상, 설사, 복통, 구토, 헛배부름, 감각이상
금기	이 약 또는 펜시클로버에 과민증
호주 ADEC 임부 분류	B1

Valacyclovir (발트렉스정)

약효 분류	항바이러스제
치과 적응증	구순포진
치과 용법용량	구순포진 시 1회 2,000mg, 1일 2회 12시간 간격으로 1일간 투여
소아 용법용량	• 구순포진 시 12세 이상에서 성인 용량과 동일함 • 12세 미만 구순포진 치료는 권장 용법에 해당하지 않음
신질환 시 주의사항	• CrCl 30–49mL/min: 1회 1,000mg, 1일 2회 • CrCl 10–29mL/min: 1회 500mg, 1일 2회 • CrCl < 10mL/min: 1회 500mg, 1일 1회 • 혈액투석 시 투석 후 투여
간질환 시 주의사항	• 경증–중등도 간경화 환자: 용량조절 불필요 • 중증 간경화 환자: 정보 불충분
부작용	구역, 구토, 위장장애, 두통, 설사
금기	이 약에 과민증 환자
호주 ADEC 임부 분류	B3

Inosiplex (푸리노신정)

약효 분류	항바이러스제
치과 적응증	구순포진
치과 용법용량	1회 500–1,000mg, q4–6h (1일 3–4g). 중증 시 1일 최대 6g까지 증량 가능
소아 용법용량	1일 50–100mg/kg을 6회 분할 투여
신질환 시 주의사항	신중투여
간질환 시 주의사항	정보 없음
부작용	구토, 두통, 상복부불쾌감, 어지러움, 심계항진, 고칼슘혈증을 수반한 신장결석
금기	이 약에 과민증 환자
호주 ADEC 임부 분류	정보 없음

항진균제

Fluconazole (디푸루칸캡슐 / 디푸루칸건조시럽)

약효 분류	항진균제
치과 적응증	구강 칸디다증
치과 용법용량	구강 인두 칸디다증: 1일 1회 50mg, 7–14일간 투여(연장 가능) 만성 위축성 칸디다증: 1일 1회 50mg, 14일 투여
소아 용법용량	• 구강 인두 칸디다증: 첫날 6mg/kg 투여 후 다음날부터 1일 3mg/kg. 최소 2주간 투여 – 디푸루칸건조시럽(10mg/mL) 기준 첫날 0.6mL/kg, 둘째 날부터 0.3mL/kg
신질환 시 주의사항	• 단회 투여의 경우 용량조절 불필요 • 다회 투여 시 CrCl < 50mL/min(투석하지 않는 경우): 용량 절반 감량 • 혈액투석 시 각 투석 후 상용량의 100% 투여, 투석하지 않는 날은 CrCl에 따라 감량 투여 – CrCl 20–50mL/min: 상용량의 50%. 또는 상용량을 매 48시간마다 투여 – CrCl < 20mL/min: 상용량의 50%, q48h
간질환 시 주의사항	신중투여
부작용	두통, 어지러움, 복통, 설사, 구역, 구토, 발진, 간장애 등
금기	• 이 약 및 다른 아졸계 약물에 과민반응의 병력이 있는 환자 • 임부 및 수유부
병용 금기	Anhydrous caffeine + Ergotamine 및 Dihydroergotamine (편두통 치료제), Domperidone, Erythromycin (항생제), Pimozide (항정신병약), Triazolam (BDZ계열)
호주 ADEC 임부 분류	D

Itraconazole (스포라녹스액)

약효 분류	항진균제
치과 적응증	구강 칸디다증
치과 용법용량	• 액제: 1일 200mg (20mL)을 1–2회 나누어 1주간 투여. 약 20초간 입안에 머금은 후 삼키며 이후 입안을 헹구지 않음. 필요시 1주간 추가 투여 • 정제: 1일 1회 100mg, 15일간 투여
소아 용법용량	정보 없음

신질환 시 주의사항	• 신장애 환자 및 혈액투석 시 용량조절 불필요 • 경증–중등도 신장애 환자: 혈청 크레아티닌을 모니터링하며 신중투여 • 복막투석 시 용량 증량을 고려할 수 있음
간질환 시 주의사항	치료의 유익성이 간손상 위험성을 상회하는 경우에만 투여. 간기능 검사 모니터링
부작용	구역, 설사, 복통, 소화불량, 복부팽만감, 간기능 저하, 권태감, 두통, 부종
금기	• 이 약 및 이 약의 구성성분에 과민반응의 병력이 있는 환자 • 울혈성 심부전 또는 그 병력 환자 및 심실기능 저하 환자 • 임부 및 수유부
병용 금기	• 이 약과 많은 CYP3A4 기질의 병용투여가 금기(치명적인 부정맥 위험)이므로 복용 중인 약물이 있을 경우 반드시 상호작용을 확인토록 합니다. • Alprazolam, anhydrous caffeine + Ergotamine, Atorvastatin, Avanafil, Dabigatran, Dapoxetine, Dihydroergotamine, Domperidon, Dronedarone, Felodipine, Irinotecan, Ivabradine, Lercanidipine, Lovastatin, Methylergometrine, Mizolastine, Nisoldipine, Palbociclib, Pimozide, Ranolazine, Rivaroxaban, Silodosin, Simvastatin, Ticagrelor, Tolvaptan, Trastuzumab emtansine, Triazolam, Vardenafil, Vincristine
호주 ADEC 임부 분류	B3

Nystatin (제이티니스타틴시럽)

약효 분류	항진균제
치과 적응증	구강 칸디다증
치과 용법용량	1회 40–60만 단위(4–6mL), 1일 3–4회 경구 투여. 삼키기 전 가능한 오래 머물게 하며, 재발방지를 위해 증상이 사라진 후에도 48시간 치료를 지속함
소아 용법용량	• 24개월 이상 소아: 성인과 용량 동일 • 28일–24개월 미만 영아: 1회 10–20만 단위(1–2mL), 1일 1–4회 입에 떨어트림
신질환 시 주의사항	정보 없음
간질환 시 주의사항	정보 없음
부작용	구역, 구토, 식욕감소, 설사 등
금기	이 약에 과민증 환자
호주 ADEC 임부 분류	A

항히스타민제 및 비충혈제거제

항히스타민제

Bepotastine (투리온정)

약효 분류	2세대 항히스타민제
치과 적응증	알레르기성 두드러기
치과 용법용량	1회 10mg, 1일 2회
소아 용법용량	정보 없음
신질환 시 주의사항	신중투여
간질환 시 주의사항	신중투여
부작용	졸음, 두통, 어지러움, 입마름, 구역, 구토, 복통, 위부불쾌감, 설사 등
금기	이 약에 과민증 환자
호주 ADEC 임부 분류	정보 없음

Chlorpheniramine (페니라민정)

약효 분류	1세대 항히스타민제
치과 적응증	알레르기성 두드러기
치과 용법용량	1회 2–6mg, 1일 2–4회, 1일 최대용량 24mg * 응급 시 주사제의 용법은 약전의 〈응급 약물〉 Chlorpheniramine inj. 참고
소아 용법용량	• 3세 미만 유아 신중투여 • 단독 시럽제제는 없으며, Acetylcysteine과 복합 시럽제로 감기약으로 사용됨
신질환 시 주의사항	정보 없음
간질환 시 주의사항	신중투여
부작용	졸음, 입마름, 코 안의 건조감, 복통, 위장장애, 두통, 어지러움, 가슴 답답함 등
금기	• 이 약 또는 유사 화합물에 과민반응 병력이 있는 환자 • 녹내장 환자(항콜린 작용에 의해 안압이 상승되어 녹내장이 악화될 수 있다) • 전립선비대 등 하부요로폐색성 질환 환자 • 미숙아 및 신생아 • MAO 억제제 투여 중인 환자
호주 ADEC 임부 분류	A

Epinastine (알레스틴정)

약효 분류	2세대 항히스타민제
치과 적응증	알레르기성 두드러기
치과 용법용량	1일 1회 20mg
신질환 시 주의사항	정보 없음
간질환 시 주의사항	정보 없음
부작용	졸음, 권태감, 두통, 구역, 구토, 식욕부진, 설사, 변비, 구내염, 구순 건조감, 복부팽만감, 가려움, 부종, 심계항진 등
금기	이 약 또는 이 약의 구성성분에 과민반응 환자
호주 ADEC 임부 분류	정보 없음

Hydroxyzine HCl (유시락스시럽)

약효 분류	1세대 항히스타민제
식약처 분류	정신신경용제
치과 적응증	알레르기성 두드러기
치과 용법용량	• 1일 30–60mg을 2–3회 분할 투여 • 고령자는 50% 감량용량으로 시작, 1일 최대용량 50mg
소아 용법용량	1회 0.25mL/kg, 1일 2–4회 투여
신질환 시 주의사항	• 중등도 신장애 환자: 1일 용량의 절반 투여 • 중증 신장애 환자: 1일 용량의 25% 투여 • 투석되지 않음
간질환 시 주의사항	• 간질환 시 1일 용량의 2/3로 감량 • 원발성 담즙성 간경변증 시 투여간격 24시간 이상으로 증가
부작용	불안, 졸음, 어지러움, 권태감, 입마름, 식욕감소, 위부불쾌감, 두드러기
금기	• 이 약 및 Cetirizine과 유도체에 과민증의 병력이 있는 환자 • 급성 폐쇄각 녹내장 환자 • 포르피린증 환자 • 임부 및 수유부 • 후천적 혹은 선천적으로 QT간격 연장이 있는 환자 • 심혈관계 질환, 유의한 전해질 불균형(저칼륨혈증, 저마그네슘혈증), 급성 심장사 가족력, 유의한 서맥, QT간격 연장
병용 금기	Amiodarone, Citalopram, Erythromycin (항생제), Escitalopram, Haloperidol, Levofloxacin 및 Moxifloxacin (항생제), Mefloquine, Pentamidine, Sotalol, Toremifene, Vandetanib
호주 ADEC 임부 분류	A

Ketotifen (자디텐정, 자디텐시럽)

약효 분류	2세대 항히스타민제
식약처 분류	진해거담제
치과 적응증	알레르기성 두드러기
치과 용법용량	1회 1mg, 1일 2회 투여. 필요시 2mg으로 증량 가능
소아 용법용량	• 6개월–2세: 1회 0.5mg (2.5mL), 1일 2회 • 3–9세: 1회 1mg (5mL), 1일 2회 • 10세 이상: 1회 1–2mg (5–10mL), 1일 2회
신질환 시 주의사항	정보 없음
간질환 시 주의사항	정보 없음
부작용	어지러움, 졸음, 구역, 구토, 설사, 간기능 저하 등
금기	• 이 약 및 이 약의 구성성분에 과민반응 또는 그 병력이 있는 환자 • 간질 등의 경련성 질환 또는 그 병력이 있는 환자 • 천식치료를 위한 코르티코스테로이드(흡입 또는 전신치료)의 대체 치료제로 사용 금기 • 수유부 • 경구용 혈당강하제를 투여받고 있는 환자
호주 ADEC 임부 분류	B1

Levocetirizine (씨잘정, 씨잘액)

약효 분류	3세대 항히스타민제
식약처 분류	항히스타민제
치과 적응증	알레르기성 두드러기
치과 용법용량	6세 이상 및 성인: 1회 5mg, 1일 1회
소아 용법용량	• 1–2세: 1일 1회 1.25mg (2.5mL) • 3–6세: 1회 1.25mg (2.5mL), 1일 2회 • 6세 이상: 1일 1회 10mL * 6세 미만의 유아에게는 정제 금기
신질환 시 주의사항	• 50 ≤ CrCl 〈 80: 1회 5mg, 1일 1회 • 30 ≤ CrCl 〈 50: 1회 5mg, 2일 1회 • 10 ≤ CrCl 〈 30: 1회 5mg, 3–4일 1회 • 6개월–11세 신장애 소아 환자는 사용 금기 • 혈액투석 환자는 투여하지 말 것
간질환 시 주의사항	신중투여

부작용	설사, 졸림, 열감, 변비, 구역, 입마름, 무기력, 중이염, 비인두염, 기침, 코피
금기	• 이 약 성분 및 Hydroxyzine 과민증 환자 • 말기 신질환 환자(eGFR < 15mL/min), 혈액투석을 받고 있는 환자 • 1세 미만의 영아 • 6세 미만의 유아에게는 정제 금기
호주 ADEC 임부 분류	B2

Mequitazine (프리마란정, 프리마란시럽)

약효 분류	1세대 항히스타민제
식약처 분류	항히스타민제
치과 적응증	알레르기성 두드러기
치과 용법용량	1회 5mg, 1일 2회
소아 용법용량	• 40kg 미만: 1회 0.25mL/kg, 1일 2회 • 40kg 이상: 1회 10mL (5mg), 1일 2회 * 소아는 정제 투여 금기. 2세 미만은 투여 금기
신질환 시 주의사항	신중투여
간질환 시 주의사항	신중투여
부작용	졸음, 권태감, 어지러움, 입마름, 위부불쾌감 등
금기	• Phenothiazines 약물 및 그 유사화합물에 과민반응 환자 • 녹내장환자(항콜린작용에 의함) • 전립선비대 등 하부요로 폐색성 질환환자(항콜린작용에 의함) • 혼수상태 환자 또는 Barbital계 약물, 마취제 등 중추신경억제제를 대량 투여 중인 환자 • MAO 억제제를 투여 중인 환자 • 간질 환자 • 간염 환자 • 24개월 미만 소아 • 이 약에 알레르기 증상의 병력이 있는 환자 • 선천적 긴QT증후군(long QT syndrome) 환자 • QT간격이 길거나 전해질불균형 환자(특히, 저칼륨증 환자)
병용 금기	Domperidone
호주 ADEC 임부 분류	정보 없음

비충혈 제거제

Pseudoephedrine (슈다페드정) / 경기기간 중 금지약물

약효 분류	비충혈 제거제
식약처 분류	기타의 호흡기관용약
치과 적응증	치성 상악동염의 치료, 상악동 관련 임플란트 수술 후 상악동염의 예방
치과 용법용량	1회 30–60mg, 1일 3–4회. 1일 최대용량 240mg, 투여 간 최소 4시간 간격 유지
소아 용법용량	6세 이상–11세 이하: 1회 30mg, 1일 3–4회
신질환 시 주의사항	중증 신장애 환자 투여 금기
간질환 시 주의사항	정보 없음
부작용	졸음, 어지러움, 두통, 수면장애, 입이나 코, 목이 마름, 변비, 구역, 소화장애, 가슴 두근거림, 배뇨장애
금기	• 이 약 또는 이 약의 구성성분에 과민반응 환자 • 교감신경흥분성 아민류에 과민반응 환자 • 심혈관질환 환자(허혈심장병, 폐쇄혈관질환, 고혈압 포함) • 심한 관동맥질환 환자 • 갑상샘기능항진증 환자 • 당뇨병 환자 • 수유부 • MAO 억제제를 투여 중이거나 투여를 중지한 지 2주 이내인 환자 • 중증 신장애 환자 • 크롬친화세포종 환자 • 폐쇄각녹내장 환자 • 다른 교감신경흥분제 또는 베타차단제를 투여 중인 환자
병용 금기	Moclobemide, Rasagiline, Selegiline
호주 ADEC 임부 분류	B2

Pseudoephedrine/Triprolidine (액티피드정, 액티피드시럽)/ 경기기간 중 금지약물

약효 분류	항히스타민제
식약처 분류	• Pseudoephedrine: 비충혈 제거제 • Triprolidine: 1세대 항히스타민제
치과 적응증	치성 상악동염의 치료(알레르기성 비염이 있는 경우)
치과 용법용량	1회 1정, 1일 3회
소아 용법용량	• 12–14세 소아: 1회 0.5정 또는 시럽제로 1회 10mL, 1일 3회 • 2세 이하의 영아 금기
신질환 시 주의사항	중증 신장애 환자 금기
간질환 시 주의사항	중증 간장애 환자 금기
부작용	입안이나 코, 목이 건조해짐, 졸음, 흥분(특히 소아), 구역, 구토
금기	• 이 약에 과민반응 병력이 있는 환자 • 중증 간기능장애 환자 • 중증 신기능장애 환자 • 중증 심질환 환자 • 잔뇨 형성을 수반하는 배뇨장애 환자 • 고혈압 및 관상동맥질환 환자 • 임부 및 수유부 • 2세 이하의 영아 • MAO 억제제를 투여 중인 환자
병용 금기	Moclobemide
호주 ADEC 임부 분류	B2 for Pseudoephedrine, A for Triprolidine

진해거담제

Acetylcysteine (뮤테란캡슐)

약효 분류	점액(담) 용해제(객담 배출을 용이하게 함)
식약처 분류	진해거담제
치과 적응증	치성 상악동염의 치료 및 상악동 관련 술후 예방(상악동 점막 분비물의 점도를 묽게 하여 배출을 도움)
치과 용법용량	1회 200mg, 1일 3회
소아 용법용량	6–14세 1회 200mg, 1일 2회
부작용	구역, 구토, 식욕부진, 설사, 두드러기, 가려움, 두통 등
금기	• 이 약 또는 이 약의 구성성분에 과민반응 환자 • 위·십이지장궤양 환자 • 2세 미만 영아
호주 ADEC 임부 분류	B2

Ambroxol (뮤코펙트정, 뮤코펙스시럽)

약효 분류	점액(담) 용해제(객담 배출을 용이하게 함)
식약처 분류	진해거담제
치과 적응증	치성 상악동염의 치료 및 상악동 관련 술후 예방(상악동 점막 분비물의 점도를 묽게 하여 배출을 도움)
치과 용법용량	1회 30mg, 1일 3회
소아 용법용량	• 5세 이상: 1회 15mg 1일 2–3회 복용한다. • 2–4세: 1회 7.5mg 1일 3회 복용한다.
신질환 시 주의사항	• 신중투여 • 심한 신장애 환자: 금기
간질환 시 주의사항	심한 간장애 환자: 금기
부작용	위장장애, 미각변화, 입마름
금기	• 이 약 또는 이 약의 구성성분에 과민반응 환자 • 심한 신장애 환자 • 심한 간장애 환자
호주 ADEC 임부 분류	정보 없음

Erdosteine (엘도스캡슐, 엘도스시럽)

약효 분류	점액(담) 용해제(객담 배출을 용이하게 함)
식약처 분류	진해거담제
치과 적응증	치성 상악동염의 치료 및 상악동 관련 술후 예방(상악동 점막 분비물의 점도를 묽게 하여 배출을 도움)
치과 용법용량	1회 300mg, 1일 3회
소아 용법용량	• 체중 15–19kg: 1회 175mg, 1일 2회 • 체중 20–30kg: 1회 175mg, 1일 3회 • 체중 30kg 이상: 1회 350mg, 1일 2회
신질환 시 주의사항	CrCl < 25mL/min: 금기
간질환 시 주의사항	중증 간장애 환자: 금기
부작용	두통, 감기, 호흡곤란, 미각이상, 구역, 구토, 설사, 복통, 속쓰림, 두드러기, 발적 등
금기	• 이 약 또는 이 약의 구성성분에 과민반응이 있는 환자 • 간경변 환자와 시스타티오닌 합성효소(cystathionine–synthase) 결핍환자 • 소화성궤양 환자 • 중증 신장애 환자 • 중증 간장애 환자
호주 ADEC 임부 분류	정보 없음

위장관계 약물

Proton Pump Inhibitors

Esomeprazole (넥시움정)

약효 분류	PPI (proton pump inhibitors)
치과 적응증	NSAIDs 투여와 관련된 위궤양 및 십이지장궤양의 예방
치과 용법용량	• 1일 1회 20mg • NSAIDs 관련 위궤양 치료 시 동일용량으로 4–8주 투여
소아 용법용량	경구제는 12세 미만 투여 정보 없음
신질환 시 주의사항	• 용량조절 불필요 • 중증 신부전 환자: 신중투여
간질환 시 주의사항	• 경증–중등도 간장애 환자: 용량조절 불필요 • 중증 간장애 환자: 20mg을 초과하지 않도록 함
부작용	두통, 복통, 변비, 설사, 헛배부름, 구역, 구토
금기	• 이 약 또는 벤즈이미다졸류에 과민반응 및 그 병력이 있는 환자 • 수유부 • 심근경색 및 그 병력이 있는 환자
병용 금기	Atazanavir, Nelfinavir, Rilpivirine (경구제) – 모두 HIV 치료제에 해당함
호주 ADEC 임부 분류	B3

Lansoprazole (란스톤캡슐)

약효 분류	PPI (proton pump inhibitors)
치과 적응증	NSAIDs 투여와 관련된 위궤양 및 십이지장궤양의 예방
치과 용법용량	• 1일 1회 15mg, 최대 12주 • NSAIDs 유발 위궤양의 치료 시 30mg으로 8주 투여
소아 용법용량	소아 환자에서 위의 적응증에 해당하는 용법 없음
신질환 시 주의사항	용량조절 불필요. 혈액투석에 의해 주목할 정도로 제거되지 않음
간질환 시 주의사항	중증 간장애 환자: 용량 감소 고려
부작용	설사, 복통, 구역, 변비, 소아에서 두통과 어지러움
금기	• 이 약, 이 약의 구성성분 또는 벤즈이미다졸류에 과민반응 및 그 병력이 있는 환자 • 임부
병용 금기	Atazanavir, Nelfinavir, Rilpivirine (경구제) – 모두 HIV 치료제에 해당함
호주 ADEC 임부 분류	B3

Omeprazole (오메프라졸캡슐, 아메졸캡슐, 오메존캡슐 등)

약효 분류	PPI (proton pump inhibitors)
치과 적응증	NSAIDs 투여와 관련된 위궤양 및 십이지장궤양의 예방
치과 용법용량	• 1일 1회 20mg 투여 • NSAIDs 유발 위십이지장 궤양 치료 시 1일 1회 20mg, 4주 투여. 필요시 4주 추가 투여
신질환 시 주의사항	• 용량조절 불필요 • 혈액투석 시 투석되지 않음
간질환 시 주의사항	• 간장애 환자: 신중투여. 1일 1회 10–20mg • 중증 간장애 환자: 1일 20mg을 초과하지 않음
부작용	두통, 졸림, 어지러움, 불면, 발진, 두드러기, 가려움, 요통, 기침, 무기력
금기	• 이 약의 성분에 과민증이 있는 환자 • 악성종양의 가능성이 있는 위궤양 환자
병용 금기	Atazanavir, Nelfinavir, Rilpivirine (경구제) – 모두 HIV 치료제에 해당함
호주 ADEC 임부 분류	B3

Pantoprazole (판토록정 20mg)

약효 분류	PPI (proton pump inhibitors)
치과 적응증	NSAIDs 투여와 관련된 위궤양 및 십이지장궤양의 예방 (40mg 정제는 위 적응증의 급여 사항에 해당하지 않음)
치과 용법용량	1일 1회 20mg 투여
신질환 시 주의사항	용량조절 불필요
간질환 시 주의사항	중증 간장애 환자: 1일 최대 투여량 20mg
부작용	복통, 설사, 변비, 헛배부름, 두통
금기	• 이 약의 성분에 과민증이 있는 환자 • 임신 1기 임부 또는 임신 가능성이 있는 환자 • 수유부
병용 금기	Atazanavir, Nelfinavir, Rilpivirine (경구제) – 모두 HIV 치료제에 해당함
호주 ADEC 임부 분류	B3

H2 Blockers

Cimetidine (에취투정, 타가메트정)

약효 분류	H2 차단제
치과 적응증	급성 위염의 개선
치과 용법용량	• 1회 400mg, 1일 2회 / 1일 1회(취침 시) 800mg / 1회 300–400mg, 1일 4회 • 1일 최대용량 2.4g
소아 용법용량	1일 20–40mg/kg 분할 투여
신질환 시 주의사항	• CrCl 10–50mL/min: 상용량의 절반 투여 • CrCl < 10mL/min: 300mg을 8–12시간 간격으로 투여 • 혈액투석 시 투석 후 스케줄에 따라 약물을 다시 투여 • 복막투석 시 300mg을 8–12시간 간격으로 투여
간질환 시 주의사항	• 경증 간질환 환자: 용량조절 불필요 • 중증 간부전 환자: 상용량의 절반 투여
부작용	구역, 구토, 설사, 두통, 어지러움, 졸음, 근육통, 여성형 유방
금기	• 이 약에 과민증 환자 • Dofetilide 투여 중인 환자
호주 ADEC 임부 분류	B1

Famotidine (파모티딘정)

약효 분류	H2 차단제
치과 적응증	급성 위염의 개선
치과 용법용량	16세 이상 및 성인: 1일 1회 10mg (취침 시) 또는 1회 10mg, 1일 2회
신질환 시 주의사항	CrCl < 50mL/min: 상용량의 절반 투여 또는 투여 간격을 36–48시간으로 늘림
간질환 시 주의사항	신중투여(증상 악화 가능)
부작용	백혈구 감소, 변비, 간수치 상승, 발진, 설사, 입마름, 구역, 구토, 전신권태감, 두통, 졸음, 관절통 등
금기	• 이 약의 성분 및 다른 H2 차단제에 과민증의 병력이 있는 환자 • 대두유, 콩, 땅콩 등에 과민하거나 알레르기 병력이 있는 환자
호주 ADEC 임부 분류	B1

위장관 운동 촉진제

Domperidone (돔페리돈정)

약효 분류	위장관 운동 조절제, 진토제
치과 적응증	오심, 구토 증상의 완화
치과 용법용량	• 1회 10mg, 1일 3회 식전 투여. 1일 최대용량 30mg • 일반적으로 7일을 초과하지 않도록 함
소아 용법용량	• 12세 및 35kg 이상 소아: 위 용량과 동일 • 12세 미만 및 35kg 미만 소아: 1회 0.25mg/kg, 1일 3회 식전 투여. 1일 최대 0.75mg/kg
신질환 시 주의사항	• 반복 투여 시 신손상 정도에 따라 감량 및 투여 횟수를 1일 1–2회로 줄임 • 투석 관련 자료 없음
간질환 시 주의사항	• 경증 간장애 환자: 신중투여 • 중등도–중증의 간장애 환자: 금기
부작용	두통, 입마름
금기	• 이 약의 성분에 과민성이 있는 환자 • 위운동 촉진이 위험한 환자(위장관출혈, 기계적 폐쇄증 또는 천공이 있는 환자) • 프로락틴분비성 하수체종 환자(프로락틴선종) • 강력한 CYP3A4 저해제를 병용투여 중인 환자 • QT 간격을 지연시키는 약물을 병용투여 중인 환자 • 중등도–중증의 간장애 환자 • 심장전도 간격 연장을 보이는 환자, 전해질 불균형(저칼륨혈증, 고칼륨혈증, 저마그네슘혈증)을 보이는 환자, 심부전과 같은 심장 기저질환 환자
병용 금기	• 병용 금기에 해당하는 약물이 많으며, 치과 처방 약물들 중에서도 해당 약물들이 있으므로 처방 전 반드시 확인토록 합니다. • Amiodarone, Amisulpride, Anagrelide, Arsenic trioxide, Atazanavir, Azithromycin (항생제), Bedaquiline, Bicalutamide, Chlorpromazine, Ciprofloxacin (항생제), Citalopram, Clarithromycin (항생제), Darunavir, Degarelix, Dronedarone, Ebastine, Erythromycin (항생제), Escitalopram, Fingolimod, Fluconazole (항진균제), Granisetron, Haloperidol, Itraconazole, Ketoconazole, Levofloxacin, Mequitazine, Metoclopramide, Mizolastine, Moxifloxacin, Nelfinavir, Nilotinib, Ondansetron, Oxatomide, Paliperidone (주사제), Pentamidine, Pilsicainide, Pimozide, Posaconazole, Prucalopride, Radotinib, Risperidone (주사제), Ritonavir, Sotalol, Toremifene, Trazodone, Vandetanib, Venlafaxine, Voriconazole, Ziprasidone
호주 ADEC 임부 분류	B2

Itopride (가나칸정)

약효 분류	위장관 운동 조절제
치과 적응증	기능성소화불량으로 인한 소화기증상(복부팽만, 상복부통, 식욕부진, 속쓰림, 구역, 구토)
치과 용법용량	1회 50mg, 1일 3회 식전 투여
신질환 시 주의사항	정보 없음
간질환 시 주의사항	정보 없음
부작용	구역, 설사, 변비, 복통, 타액증가, 두통, 초조감, 수면장애, 어지러움, 피로 등
금기	• 이 약 또는 이 약의 구성성분에 과민반응 또는 과민반응의 병력이 있는 환자 • 위장관운동자극이 유해한 환자(예: 위장관출혈, 기계적 막힘 또는 천공이 있는 환자)
호주 ADEC 임부 분류	정보 없음

Levosulpiride (레보프라이드정)

약효 분류	위장관 운동 조절제
치과 적응증	기능성소화불량으로 인한 소화기증상(복부팽만, 상복부통, 식욕부진, 속쓰림, 구역, 구토)
치과 용법용량	1회 25mg, 1일 3회 식전 투여
신질환 시 주의사항	용량조절 자료 없음. 주로 신장으로 배설되므로 사용 시 주의
간질환 시 주의사항	정보 없음
부작용	입마름, 속쓰림, 구역, 설사, 변비, 혈압상승, 권태감, 어지러움, 장기복용 시 무월경, 여성형 유방, 유즙분비
금기	• 이 약에 과민반응이 있거나 불내성인 환자 • 임부 및 수유부 • 위장관운동자극이 유해한 환자(예: 위장관 출혈, 기계적인 장애 또는 천공이 있는 환자) • 크롬친화세포종 환자 • 뇌전증 환자, 조병 상태 및 조울병의 조병 단계의 환자 • 악성유선병증 환자
호주 ADEC 임부 분류	정보 없음

Mosapride (가스모틴정)

약효 분류	위장관 운동 조절제
치과 적응증	기능성소화불량으로 인한 소화기증상(속쓰림, 구역, 구토)
치과 용법용량	1일 15mg을 3회로 나누어 식전 또는 식후 투여
신질환 시 주의사항	정보 없음
간질환 시 주의사항	정보 없음
부작용	설사, 입마름, 피로, 구역
호주 ADEC 임부 분류	정보 없음

Trimebutine (포리부틴정, 포리부틴드라이시럽)

약효 분류	위장관 운동 조절제, 항콜린제
치과 적응증	• 소화기능이상(복통, 소화불량, 구역, 구토) • 소아의 습관성 구토, 변비 또는 설사
치과 용법용량	정제 1회 100–200mg, 1일 3회 식전
소아 용법용량	• 시럽제 • 6개월 이상–1세 미만: 1회 5mL, 1일 2–3회 • 1세 이상–5세 미만: 1회 5mL, 1일 3회 • 5세 이상: 1회 10mL, 1일 3회
신질환 시 주의사항	정보 없음
간질환 시 주의사항	정보 없음
부작용	변비, 설사, 배에서 소리 남, 구역, 소화장애, 입마름, 가슴 두근거림, 졸음, 어지러움, 권태감, 두통
호주 ADEC 임부 분류	정보 없음

위점막 보호제

Artemisia asiatica ext. (스티렌정)

약효 분류	위점막 보호제
치과 적응증	NSAIDs 투여로 인한 위염의 예방
치과 용법용량	1회 60mg, 1일 3회
소아 용법용량	정보 없음
신질환 시 주의사항	중증 신장애 시 신중투여
간질환 시 주의사항	중증 간장애 시 신중투여
부작용	복부팽만, 복통, 속쓰림, 구역, 설사, 식욕감소, 두통, 발진, 가려움
호주 ADEC 임부 분류	정보 없음

Misoprostol (싸이토텍정)

약효 분류	위점막 보호제, Prostaglandin 관련 제제
치과 적응증	NSAIDs 투여로 인한 위십이지장염 및 궤양의 예방
치과 용법용량	• 1일 400–800mg을 4회 분할 투여(식사 시 및 취침 시) • NSAIDs 유발 궤양의 치료 시 1회 200mg, 1일 4회, 4–8주간 투여
신질환 시 주의사항	정보 없음
간질환 시 주의사항	신중투여
부작용	설사, 복통, 구역, 위장장애, 반점, 어지러움, 화끈거림
금기	• 미소프로스톨이나 다른 함유성분, 또는 프로스타그란딘에 과민증의 병력이 있는 환자 • 임부 또는 임신 가능성이 있는 환자
호주 ADEC 임부 분류	X

Rebamipide (무코스타정)

약효 분류	위점막 보호제, 점막 혈류 촉진제
치과 적응증	급성 위염의 치료
치과 용법용량	1회 100mg, 1일 3회
신질환 시 주의사항	정보 없음
간질환 시 주의사항	정보 없음
부작용	입마름, 설사, 변비, 복부팽만감, 속쓰림, 복통, 트림, 구역
금기	이 약의 성분에 과민증 환자
호주 ADEC 임부 분류	정보 없음

제산제

Almagate (알마겔정)

약효 분류	제산제
치과 적응증	위산 과다분비로 인한 증상의 개선(속쓰림, 구역, 구토, 위통, 신트림)
치과 용법용량	1회 1g, 1일 3회, 식후 30분–1시간에 씹어서 복용. 필요시 취침 전 1회 더 복용
소아 용법용량	12세 이상 소아 위와 동일
신질환 시 주의사항	심한 신장애 환자에서는 권고되지 않음
간질환 시 주의사항	정보 없음
부작용	변비, 설사 등
금기	• 이 약 또는 이 약의 구성 성분에 대해서 과민반응이 있는 환자 • 알츠하이머병 환자 • 치질 환자 • 체액저류 환자 • 임신중독증 환자 • 설사 환자 • 진단되지 않은 소화기관 출혈 환자
병용 금기	NSAIDs, Penicillins, Quinolones 등 약물의 흡수를 감소시킬 수 있으므로 2–3시간 간격을 두고 복용
호주 ADEC 임부 분류	정보 없음

기타 소화제

Simethicone (가스콜액, 내시콜액 등)

약효 분류	장내 가스 제거제
치과 적응증	위장관내 가스로 인한 복부 증상(복부팽만감, 공기연하증 등)의 개선
치과 용법용량	1회 40–80mg, 1일 3회
신질환 시 주의사항	정보 없음
간질환 시 주의사항	정보 없음
부작용	설사, 복부불쾌감, 복통, 구토, 구역, 식욕감소
금기	이 약의 성분에 과민증 환자
호주 ADEC 임부 분류	정보 없음

복합 소화제(Pancreatin + Simethicone + Ursodeoxycholic Acid 등) (복합파자임정, 베아제정 등)

약효 분류	• Pancreatin: 소화효소제 • Simethicone: 가스제거제 • Ursodeoxycholic Acid (UDCA): 이담제(담즙산분비촉진제 & 간보호제)
치과 적응증	소화불량, 식욕감퇴(식욕부진), 과식, 체함, 소화촉진, 소화불량으로 인한 위부팽만감 * 이담제는 간보호 작용이 있으므로 간질환 환자의 소화제로 선택
치과 용법용량	1회 1정, 1일 3회 식후 투여
소아 용법용량	만 7세 이하의 소아 금기
신질환 시 주의사항	각각의 성분 정보에서 신질환 환자는 Ursodeoxycholic Acid (UDCA) 복용하지 말 것을 권고하고 있으나, 복합 소화제의 UDCA 용량은 10mg 저용량이므로 상품명의 주의사항에는 신질환 환자에 대한 지침이 부재합니다.
금기	만 7세 이하의 소아 금기
호주 ADEC 임부 분류	B3

정장제

Saccharomyces boulardii (바이메드캡슐, 비오플250캡슐 또는 산 등)

약효 분류	정장제(효모균)
치과 적응증	장내균총 이상에 의한 여러 증상의 개선: 정장, 변비, 묽은 변, 복부 팽만감
치과 용법용량	12세 이상 및 성인: 1회 1–2캡슐 또는 포, 1일 2회
소아 용법용량	• 3–12세: 1회 1캡슐 또는 포, 1일 3회 • 3세 미만: 1회 1캡슐 또는 포, 1일 2회
부작용	변비, 헛배부름, 갈증

Lactobacillus (람노스, 락스타 등)

약효 분류	정장제(유산균)
치과 적응증	장내균총 이상에 의한 여러 증상의 개선: 정장, 변비, 묽은 변, 복부 팽만감
치과 용법용량	1일 2–8캡슐 또는 포
소아 용법용량	2세 이상: 1일 1–4포, 식간에 복용

Bacillus Subtilis · Enterococcus Faecium (메디락)

약효 분류	정장제(당화균)
치과 적응증	장내균총 이상에 의한 여러 증상의 개선: 정장, 변비, 묽은 변, 복부 팽만감
치과 용법용량	1회 125–250mg, 1일 1–3회
소아 용법용량	• 3–12세: 1회 62.5–125mg, 1일 1–2회 • 3개월–3세 미만: 1회 62.5mg, 1일 1–2회

근이완제

Afloqualone (아로베스트정)

약효 분류	중추성 근이완제
식약처 분류	기타의 중추신경용약
치과 적응증	턱관절질환
치과 용법용량	1회 20mg, 1일 3회
신질환 시 주의사항	정보 없음
간질환 시 주의사항	정보 없음
부작용	비틀거림, 어지러움, 무기력, 위장장애, 두통, 졸음, 피부발진, 광선과민증, 이명
금기	이 약의 성분에 과민증 또는 그 병력이 있는 환자
호주 ADEC 임부 분류	정보 없음

Baclofen (바클란정)

약효 분류	중추성 근이완제
식약처 분류	골격근이완제
치과 적응증	턱관절질환
치과 용법용량	• 1회 5mg, 1일 3회 투여, 최적용량이 정해질 때까지 3일 간격으로 1회 5mg씩 증량 • 최적용량은 보통 1일 30–80mg (1회 10–26.7mg)
소아 용법용량	• 12개월–18세의 용량은 다음과 같음 – 1일 0.3mg/kg을 2–4회 분할 투여 후 1–2주 간격으로 증량 – 유지용량은 1일 0.75–2mg/kg • 8세 미만 소아의 1일 최대용량 40mg, 8세 이상 소아 1일 최대용량 60mg
신질환 시 주의사항	소량을 신중투여. 혈액투석 환자는 1일 약 5mg의 극소량 투여
간질환 시 주의사항	신중투여
부작용	구역, 무기력, 졸음, 어지러움, 불면, 언어장애, 운동장애, 정신혼돈, 호흡억제, 두통, 근육통
금기	이 약 및 이 약의 다른 구성성분에 과민증 환자
호주 ADEC 임부 분류	B3

Cyclobenzaprine (시클펜정)

약효 분류	중추성 근이완제
식약처 분류	골격근이완제
치과 적응증	턱관절질환
치과 용법용량	• 1회 10mg, 1일 3회 • 1일 20-40mg내에서 분할 투여 가능하며, 1일 최대용량은 60mg
신질환 시 주의사항	정보 없음
간질환 시 주의사항	정보 없음
부작용	입 마름, 졸음, 어지러움, 피로, 구토, 변비, 소화불량, 시야흐림, 두통
금기	• 이 약에 과민증 환자 • MAO 억제제를 투여 중이거나 투여 중지한 후 14일 이내인 환자 • 심근경색직후의 회복기 환자 • 심차단 또는 심전도장애 환자 • 울혈성 심부전 환자 • 부정맥 환자 • 갑상선기능 항진증 환자 • 65세 이상 고령자
병용 금기	Rasagiline, Selegiline
호주 ADEC 임부 분류	정보 없음

Eperisone (뮤렉스정)

약효 분류	중추성 근이완제
식약처 분류	골격근이완제
치과 적응증	턱관절질환
치과 용법용량	1회 50mg, 1일 3회
신질환 시 주의사항	정보 없음
간질환 시 주의사항	신중투여(증상 악화 가능)
부작용	발진, 불면, 졸음, 두통, 사지마비, 구역, 구토, 식욕부진, 위부불쾌감, 구갈, 변비, 설사, 복통, 무력감, 비틀거림, 전신권태감, 안면홍조 등
금기	• 이 약에 과민증 환자 • 중증의 근무력증 환자
호주 ADEC 임부 분류	정보 없음

Tizanidine (솝튼정, 티자리드정)

약효 분류	중추성 근이완제
식약처 분류	골격근이완제
치과 적응증	턱관절질환
치과 용법용량	1회 1–2mg, 1일 3회
소아 용법용량	유소아 투여 금기
신질환 시 주의사항	1일 1회 2mg으로 투여를 시작하여 조금씩 증량함
간질환 시 주의사항	주로 간에서 대사되므로 신중투여
부작용	졸음, 어지러움, 저혈압, 입마름, 피로
금기	• 티자니딘 또는 이 약의 다른 성분에 과민증이 있는 환자 • 간 기능이 현저하게 손상된 환자 • 유 · 소아 • 플루복사민 또는 시프로플록사신과 같이 CYP1A2의 강한 저해제를 투여받고 있는 환자
호주 ADEC 임부 분류	정보 없음

정신신경용제

삼환계 항우울제

Amitriptyline (에트라빌정, 에나폰정)

약효 분류	삼환계 항우울제, 신경통약
치과 적응증	신경병성 통증의 완화 및 턱관절의 만성통증 완화
치과 용법용량	• 신경통 증상 완화를 위해 저용량 용법을 사용 – 1일 1회 10mg을 취침 시 복용하며, 반응이 좋다면 1일 4회 투여 • 턱관절의 만성통증 시 1일 1회 10mg을 취침 시 복용
신질환 시 주의사항	용량조절 불필요. 투석 후 용량조절 불필요
간질환 시 주의사항	• CYP2D6 대사 / CYP2C19 대사효소 관련 – Ultrarapid metabolizer: 약효 없음. 대체약으로 변경 – Extensive metabolizer: 용량조절 불필요 – Intermediate metabolizer: CYP2D6 – 초기용량 25% 감량, – CYP2C19 – 용량조절 불필요 – Poor metabolizer: CYP2D6 – 복용금기, CYP2C19 – 초기 용량 50% 감량
부작용	위장장애, 변비, 졸음, 시야가 흐려짐, 땀이 많이 남, 입마름, 피부가 햇빛에 예민해짐, 식욕 또는 체중 변화
금기	• 삼환계 항우울약에 과민증 환자 • 심근경색 회복초기 환자 • 녹내장 환자 • 중추신경억제제 또는 알코올 급성 중독 환자 • 급성 섬망 환자 • 전립선비대 등 배뇨장애 환자 • 부정맥 환자 • 대뇌손상, 무과립구증 환자 • MAO 억제제를 투여 중인 환자
병용 금기	Amiodarone, Dronedarone, Moclobemide, Oxymetazoline, Pimozide, Selegiline
호주 ADEC 임부 분류	C

Nortriptyline (센시발정)

약효 분류	삼환계 항우울제, 신경통약
치과 적응증	신경병성 통증의 치료 및 턱관절의 만성통증 완화
치과 용법용량	• 신경통 증상 완화를 위해 저용량 용법을 사용 – 1일 1회 10mg을 취침 시 복용하며, 반응이 좋다면 1일 4회 투여 • 턱관절의 만성통증 시 1일 1회 10mg을 취침 시 복용
소아 용법용량	18세 이하 금기
신질환 시 주의사항	정보 없음
간질환 시 주의사항	• 중증 간질환 환자: 금기 • CYP2D6 간대사 효소 관련 – Ultrarapid CYP2D6 metabolizer: 투여금기 – Extensive CYP2D6 metabolizer: 용량조절 불필요 – Intermediate CYP2D6 metabolizer: 시작용량 25% 감량 – Poor CYP2D6 metabolizer: 투여금기
부작용	무기력, 입마름, 변비, 식욕증가, 구역, 어지러움, 졸음, 두통, 떨림, 성기능장애, 배뇨장애, 기립성 저혈압, 설사, 가슴쓰림, 환각, 신경과민, 불면, 시야몽롱, 땀 증가
금기	• 삼환계 항우울약에 과민증 환자 • 녹내장 환자 • 삼환계 항우울약 또는 MAO 억제제를 투여 중인 환자 • 최근에 심근경색의 병력이 있는 환자 • 중증의 전도장애(부정맥, 심블록, 각블록, 방실블록 3도) 환자 • 요폐(전립선질환 등) 환자 • 중추신경억제제 또는 알코올 급성 중독 환자 • 급성 섬망 환자 • 유문협착 환자 • 마비성 장폐색 환자 • 중증의 간질환 환자 • 조증 환자 • 수유부 • 18세 이하의 환자
병용 금기	Amiodarone, Dronedarone, Moclobemide, Oxymetazoline, Pimozide, Selegiline
호주 ADEC 임부 분류	C

뇌전증약물

Carbamazepine (테그레톨정)

약효 분류	신경통약, 항경련제
식약처 분류	항전간제
치과 적응증	삼차신경통의 1차 선택약, 신경병성 통증 치료
치과 용법용량	• 삼차신경통 외 신경병성 통증 치료 시 – 초회량 1회 100mg, 1일 2회 투여 후 부작용이 없다면 1회 200mg, 1일 2회 투여 • 삼차신경통 치료 시 – 초회량 1일 200–400mg을 1–2회 분할 투여하며, 1일 600mg까지 분할 투여 가능, 증상에 따라 1일 800mg까지 증량 가능
소아 용법용량	1일 100–600mg을 분할 투여
신질환 시 주의사항	• 경증 신장애 환자: 용량조절 불필요 • 중등도–중증 신장애 환자: 금기 • 혈액투석 후 용량조절 및 보충투여 불필요
간질환 시 주의사항	간기능 악화 시 즉시 투여 중단
부작용	부종, 체중증가, 구역, 구토, 두통, 혼돈, 어지러움, 운동실조, 졸음, 피로, 두통, 시각이상, 입마름, 피부발진, 알러지 반응
금기	• 이 약의 성분 또는 유사 구조 약물에 과민증 환자 • 중증의 혈액장애 환자 • 방실차단 환자, 현저한 서맥 환자(50회/분 미만) • 골수억제 및 간성 포르피린증의 병력이 있는 환자 • MAO 억제제와의 병용투여는 금기
병용 금기	Asunaprevir, Cobicistat + Elvitegravir + Emtricitabine + Tenofovir, Dabigatran, Daclatasvir, Elbasvir + Grazoprevir, Etravirine, Glecaprevir + Pibrentasvir, Ledipasvir + Sofosbuvir, Moclobemide, Palbociclib, Rilpivirine, Selegiline, Sofosbuvir, Voriconazole
호주 ADEC 임부 분류	D

Oxcarbazepine (트리렙탈필름코팅정)

약효 분류	항경련제
식약처 분류	항전간제
치과 적응증	삼차신경통의 2차 선택약, 신경병성 통증 치료
치과 용법용량	초회량 1회 150mg, 1일 2회 투여 후 부작용이 없다면 1회 300mg, 1일 2회 투여
소아 용법용량	소아에 대한 사용 경험은 제한적이며, 특히 3세 이하 유아는 복용을 권하지 않음
신질환 시 주의사항	CrCl < 30mL/min: 상용량의 절반에서 시작하며 증량은 1주 이상의 간격이 필요함
간질환 시 주의사항	• 경증–중등도 간장애 환자: 용량조절 불필요 • 중증 간장애 환자: 연구결과 부족, 투약 시 주의
부작용	어지러움, 졸음, 두통, 시각이상, 기억력장애, 운동실조, 귀울림, 구역, 구토, 위장장애, 피부발진, 탈모, 여드름, 피로
금기	• 이 약의 성분 또는 유사 구조 약물에 과민반응이 있는 환자 • 방실차단 환자 • 골수억제 환자 • MAO 억제제를 투여하고 있는 환자 • 이 약의 사용과 관련해서 아나필락시스와 혈관부종이 발생한 환자
병용 금기	Asunaprevir, Daclatasvir, Ledipasvir + Sofosbuvir, Rilpivirine, Sofosbuvir
호주 ADEC 임부 분류	D

GABA 유사체

Gabapentin (뉴론틴캡슐)

약효 분류	신경통약, GABA 유사체
식약처 분류	항전간제
치과 적응증	구강악안면의 신경병성 통증 완화
치과 용법용량	초회량 1회 100mg, 1일 3회 투여 후 부작용이 없다면 1회 300mg, 1일 3회 투여로 증량(1일 최대용량 3,600mg)
신질환 시 주의사항	• 신장애 환자 또는 혈액투석 중인 환자에서는 감량이 필요함 • CrCl ≥ 80mL/min: 1일 총 투여량 900–2,400mg • CrCl 50–79mL/min: 1일 총 투여량 600–1,800mg • CrCl 30–49mL/min: 1일 총 투여량 300–900mg • CrCl 15–29mL/min: 1일 총 투여량 150–600mg • CrCl < 15mL/min: 1일 총 투여량 150–300mg • 혈액투석 시 초기용량 300–400mg, 4시간의 혈액투석 후 200–300mg 투여
간질환 시 주의사항	정보 없음
부작용	어지러움, 졸림, 운동실조, 피로, 부종, 두통, 건망증, 우울, 신경과민, 위장장애, 입마름, 떨림, 시각이상, 감염
금기	• 이 약 또는 이 약의 구성성분에 과민반응이 있거나 그 병력이 있는 환자 • 급성췌장염 환자 • 전신 소발작 혹은 이를 포함하는 발작 혼합 환자
호주 ADEC 임부 분류	B3

Pregabalin (리리카캡슐)

약효 분류	신경통약, 항경련제
식약처 분류	기타의 중추신경용약
치과 적응증	구강악안면의 신경병성 통증 완화
치과 용법용량	• 초회량 1회 25mg, 1일 2회 투여 후 부작용이 없다면 1회 50mg, 1일 2회 투여로 증량 • 말초 신경병증성 통증 – 초회량 1일 150mg을 2–4회 분할 투여, 3–7일 후 1일 300mg까지 증량. 필요시 7일 후 600mg까지 증량 가능 • 중추 신경병증성 통증 – 초회량 1일 150mg을 2–4회 분할 투여, 7일 후 1일 300mg까지 증량. 필요시 7일 후 1일 600mg까지 증량 가능
소아 용법용량	만 12세 미만 소아 및 12–17세 청소년 환자에 투여 정보 불충분. 권장하지 않음
신질환 시 주의사항	• 신장애 환자 또는 혈액투석 중인 환자에서는 감량이 필요함 • 약물 용법 상의 조절용량은 • CrCl 30–60mL/min: 초회량 75mg, 최대용량 300mg, 1일 2–4회 • CrCl 15–30mL/min: 초회량 25–50mg, 최대용량 150mg, 1일 1–2회 • CrCl < 15mL/min: 초회량 25mg, 최대용량 75mg, 1일 1회 • 혈액투석 후 추가 용량 1회 25mg, 최대용량 100mg으로 1회 투여
간질환 시 주의사항	용량조절 불필요
부작용	어지러움, 졸음, 기억상실, 감각이상, 코인두염, 식욕증가, 혼돈, 우울, 성욕감소, 불면증, 시야흐림, 복시, 구토, 변비, 구강건조, 관절통, 피로, 부종, 체중증가 등
금기	이 약의 성분에 과민한 환자
호주 ADEC 임부 분류	D

Benzodiazepine계 약물

Clonazepam (리보트릴정)

약효 분류	Benzodiazepines
식약처 분류	항전간제
치과 적응증	구강작열감증후군의 증상 완화, 턱관절 만성통증 시 항불안 효과
치과 용법용량	• 1회 0.5–1mg을 입안에서 깨물어 구강내 불편한 부위에 가루가 닿도록 하여 머금고 있다가 3분 후 침과 함께 뱉어냄. 1일 2–3회 반복함 • 턱관절질환 환자에서 항불안을 위해 적용 시, 1일 1회 취침 전 복용
신질환 시 주의사항	신중투여
간질환 시 주의사항	중증 간장애 환자: 금기
부작용	입마름, 위장장애, 졸음, 피로, 어지러움, 기억장애, 불면, 우울, 두통, 시야흐림, 땀 증가, 근육경직
금기	• 급성 협우각형 녹내장 환자 • 중증의 근무력증 환자 • 약물의존성 환자 • 알코올 또는 약물남용 환자 • 이 약 및 이 약의 성분에 과민증 환자 • 벤조디아제핀계 약물에 과민증 환자 • 중증의 간장애 환자 • 중증의 호흡부전 환자 • 공황장애 치료가 필요한 수면무호흡증 환자
호주 ADEC 임부 분류	B3

Diazepam

약효 분류	Benzodiazepines
식약처 분류	정신신경용제
치과 적응증	턱관절질환의 기여요인인 정서적 스트레스 및 수면장애 치료
치과 용법용량	1일 1회 2mg을 취침 전 복용
신질환 시 주의사항	• 용량조절 불필요, 신중투여, 배설지연 가능 • 투석 후 용량조절 및 추가 투여 불필요
간질환 시 주의사항	간질환 시 용량조절 불필요, 간경변 시 50% 감량
부작용	졸음, 어지러움, 두통, 요실금, 언어장애, 황달, 맥박증가, 혈압저하, 구역, 구토, 식욕부진, 위장장애, 변비, 입마름, 무력감, 부종, 시력장애 등
금기	• 급성 협우각형 녹내장 환자 • 중증의 근무력증 환자 • 이 약 또는 벤조디아제핀계 약물에 과민증 환자 • 중증의 호흡부전 환자 • 6개월 이하의 영아 • 수면무호흡증후군 환자 • 알코올 또는 약물의존성 환자 • 중증의 간부전 환자
호주 ADEC 임부 분류	C

캡사이신 연고

Capsaicin cream (다이악센 크림, 다이펜탈 크림)

약효 분류	관절 및 근육통에 작용하는 국소 제제
식약처 분류	진통, 진양, 수렴, 소염제
치과 적응증	신경병성 통증의 완화
치과 용법용량	• 1일 3-4회, 4시간 이상 간격. 통증부위 도포 후 흡수될 때까지 부드럽게 문지름 • 초기에는 일시적인 피부작열감이 발생할 수 있으나 대개 며칠 내 소실됨
부작용	적용부위 화끈거림, 가려움, 두드러기
금기	사용 초기 캡사이신의 약리작용과 관련된 일시적인 발적, 작열감이 나타날 수 있으므로 눈, 상처부위, 타박상부위, 자극을 받은 부위에는 사용하지 말 것
호주 ADEC 임부 분류	정보 없음

기타 약물

Ginkgo biloba extract (기넥신에프)

약효 분류	말초혈액순환 개선
식약처 분류	기타의 순환계용약
치과 적응증	감각신경 손상 시 혈행 개선을 통한 증상 완화
치과 용법용량	1회 80mg, 1일 2회
소아 용법용량	12세 이하 소아 금기
신질환 시 주의사항	정보 없음
간질환 시 주의사항	정보 없음
부작용	두통, 어지러움, 심장 두근거림, 위장장애, 변비, 두드러기
금기	• 이 약에 과민증 환자 • 12세 이하의 소아 • 임부(동물시험에서 기형발생은 없었으나 인체에서 사용경험 불충분) • 대두유, 콩 또는 땅콩에 과민증이 있는 환자
주의	출혈 경향성을 높이는 약제로 수술 36시간 전 복용 중단 필요
호주 ADEC 임부 분류	정보 없음

Methylcobalamin (Mecobalamin) (메코발라민정, 엠코발500㎍캡슐 등)

약효 분류	비타민B12 보충
식약처 분류	비타민B제(비타민B1을 제외)
치과 적응증	말초 감각신경 손상 시 신경재생 촉진
치과 용법용량	1회 0.5mg, 1일 3회
신질환 시 주의사항	정보 없음
간질환 시 주의사항	정보 없음
부작용	항생제, 메토트렉세이트, 콜키신, 페니토인, 페노바르비탈, 프리미돈, H2 길항제 등
금기	이 약 및 이 약에 포함된 성분에의 과민반응 환자
호주 ADEC 임부 분류	정보 없음

Pentoxifylline (트렌탈서방정)

약효 분류	혈액순환개선제
식약처 분류	기타의 순환계용약
치과 적응증	MRONJ의 약물치료
치과 용법용량	1회 400mg, 1일 2–3회
신질환 시 주의사항	CrCl ≤ 30mL/min: 신중투여
간질환 시 주의사항	중증 간장애 환자: 신중투여
부작용	소화불량, 구역, 구토, 설사, 어지러움, 두통, 부종, 호흡곤란
금기	• 이 약 또는 다른 메틸크산틴계 약물에 과민증의 병력이 있는 환자 • 급성 심근경색 환자 • 대량 출혈 환자(출혈증가의 위험이 있는 환자) • 광범위한 망막출혈 환자(출혈증가의 위험이 있는 환자)
병용 금기	Ketorolac
주의	• 중증의 심부정맥 환자 • 저혈압, 관동맥질환 환자 • 항응고제 치료 또는 응고장애 등에 의해 출혈경향이 증가된 환자
호주 ADEC 임부 분류	B1

Pilocarpine (살라겐정)

약효 분류	기타 구강용약, 콜린성 부교감신경흥분제
치과 적응증	구강건조증의 치료
치과 용법용량	1회 5mg, 1일 3–4회
신질환 시 주의사항	정보 없음
간질환 시 주의사항	정보 없음
부작용	구역, 설사, 얼굴 달아오름, 어지러움, 두통, 부종, 복통, 시각장애, 발진, 가려움, 땀과 침 분비 증가, 위장장애
금기	• 천식환자 • 이 약의 성분에 과민증 환자 • 축동이 유익하지 않은 경우: 급성 홍채염이나 협우각 녹내장(폐쇄우각 녹내장)환자
주의	심한 심혈관계 질환자, 만성기관지염 또는 만성폐색성질환 환자
호주 ADEC 임부 분류	B3

Thioctic acid (α–lipoic acid) (치옥타시드에이취알정)

약효 분류	당뇨병성 신경염약
[식약처 분류]	따로 분류되지 않는 대사성 의약품
치과 적응증	구강 작열감 증후군의 치료
치과 용법용량	1일 1회 600mg
소아 용법용량	금기
신질환 시 주의사항	정보 없음
간질환 시 주의사항	정보 없음
부작용	구역, 구토, 두통, 호흡장애, 두부충혈
금기	• α–lipoic acid 또는 기타 부형제에 대하여 과민증이 있는 환자 • 이 약은 소아 및 청소년을 대상으로 한 임상적 경험이 없으므로 투여하지 않음
호주 ADEC 임부 분류	정보 없음

Tocopherol (그랑페롤연질캡슐)

약효 분류	비타민 E 제제
치과 적응증	MRONJ의 약물치료
치과 용법용량	1회 400I.U, 1일 2회
신질환 시 주의사항	정보 없음
간질환 시 주의사항	정보 없음
부작용	설사, 변비, 위부불쾌감, 장기복용 시 구역, 두통, 무기력, 시야흐림
금기	이 약 및 이 약에 포함된 성분에의 과민반응 환자
호주 ADEC 임부 분류	정보 없음(참고: FDA A등급, 고용량 사용 시 C등급)

Tranexamic acid (도란사민캡슐)

약효 분류	항섬유소 용해제(항염증, 항알러지 작용 포함)
식약처 분류	지혈제
치과 적응증	치과 관혈적 처치 후 출혈 예방 및 지혈
치과 용법용량	• 가글 사용 시 – 500mg을 물 10mL에 녹인 후, 2분간 가글 후 뱉어냄 • 경구 복용 시 – 1회 1g, 1일 2회, 3일간 투여
신질환 시 주의사항	중증 신부전 환자: 금기
간질환 시 주의사항	정보 없음
부작용	식욕감소, 구역, 구토, 설사, 속쓰림, 졸음, 두통, 색감각 이상, 가려움, 발진, 홍조 등
금기	• 트롬빈을 투여 중인 환자 • 중증 신부전 환자(축적 위험) • 이 약 및 이 약의 구성성분에 과민반응 환자 • 활동성 혈전색전증 환자
호주 ADEC 임부 분류	B1

국소마취제

Articaine inj. with epi. (셉타네스트주) / 치과 국소마취를 위한 epi. 사용은 경기 중 허용됨

약효 분류	국소마취제
치과 적응증	치과영역에 대한 전달마취, 침윤마취
치과 용법용량	• 7mg/kg (0.175mL/kg)을 초과하지 않도록 함. 추천용량은 다음과 같음 – 침윤 0.5–2. 5mL (20–100mg) – 전달 0.5–3.4mL (20–136mg) – 구강수술 1–5.1mL (40–204mg)
소아 용법용량	• 4세 미만: 금기 • 4세 이상: 1.33mg/kg으로 투여. 최대 5mg/kg (0.125mL/kg)을 초과하지 않도록 함
신질환 시 주의사항	자료 불충분. 최소량으로 신중투여
간질환 시 주의사항	주로 간에서 대사되므로 간장애 환자에게 신중투여
부작용	두통, 입술 또는 혀의 감각이상, 감각저하, 빠른 맥, 느린 맥, 저혈압, 얼굴부종
금기	• 이 약, 아마이드계 국소마취제 또는 이 약의 구성성분에 과민증 환자 • 메타중아황산나트륨에 과민증 환자 • 아나필락스성 반응을 야기하거나 악화시킬 수 있다. • 심장박동조율기로 보상되지 않는 중증의 방실 전도 장애 환자 • 간헐성 급성 포르피린증 환자 • 치료로 조절되지 않는 간질 환자 • 4세 미만 어린이 • 구아네티딘 및 이와 유사한 약물과 일반적으로 배합금기 • 심혈관계 질환 환자(부정맥 환자, 심장질환 및 허혈성질환 환자, • 치료되지 않은 또는 조절되지 않는 중증의 고혈압 환자) • 갑상샘항진증 환자 • 조절되지 않는 중증의 당뇨병 환자 • 중증근무력증 및 혈장 콜린에스테라아제 활성 결핍 환자 • MAO 억제제 병용 또는 2주 내에 MAO 억제제 투여받은 환자 • 삼환계 항우울제 병용 환자 • 수술에 전신마취가 필요할 가능성이 있는 환자
병용 금기	Amoxapine
호주 ADEC 임부 분류	B3

Lidocaine inj. with epi. (리도카인염산염수화물에피네프린주) / 치과 국소마취를 위한 epi. 사용은 경기 중 허용됨

약효 분류	국소마취제
치과 적응증	치과영역에 대한 전달마취, 침윤마취
치과 용법용량	• 대개 6-40mg (0.3 -2mL) 투여 • 구강외과영역에는 60-100mg (3-5mL) 투여. 필요시 증량
부작용	고열, 떨림, 경련, 졸음, 불안, 흥분, 어지러움, 구역, 구토, 두드러기, 부종
금기	• 이 약 또는 기타의 아미드계 국소마취제에 과민증 환자 • 혈관수축제에 과민증 환자 • 고혈압, 동맥경화, 심부전, 갑상선기능항진, 당뇨병, 혈관경련 등의 환자
호주 ADEC 임부 분류	A for lidocaine and epinephrine

응급 약물

Chlorpheniramine inj. (페니라민주사)

약효 분류	1세대 항히스타민제
치과 적응증	아나필락시스 쇼크 시 Epinephrine 주사 후 투여
치과 용법용량	10mg (2.5mL)
소아 용법용량	2.5 – 5mg (0.6–1.25mL)
부작용	졸음, 기관지 점액분비 증가, 관절통, 무기력, 두통, 신경과민, 어지러움, 구역, 입마름, 설사, 복통, 식욕증가, 복시
금기	• 생명이 위급한 상황에서 사용함에 있어서 금기사항은 없음 – 이 외에 상황에서 다수의 금기사항이 존재함
호주 ADEC 임부 분류	A

Epinephrine inj. (에피네프린주사) / 경기기간 중 금지약물에 해당하나 응급 시 사용

약효 분류	부신피질호르몬
치과 적응증	천식, 두드러기, 아나필락시스 쇼크 등 심한 알러지 반응 및 심한 저혈압의 응급처치
치과 용법용량	0.3mg (약 1/3 앰플) 근육주사 * 에피네프린주사액은 1앰플에 1mL이 들어있음
소아 용법용량	0.15mg (약 1/6 앰플) 근육주사. 0.01mg/kg이 추천됨
부작용	가슴 두근거림, 두통, 어지러움, 불안, 떨림, 구역, 구토, 호흡곤란
금기	• 생명이 위급한 상황에서 사용함에 있어서 금기사항은 없음 – 이 외에 상황에서 에피네프린 주사는 다수의 금기사항이 존재함
병용 금기	다수의 병용금기 약물이 있으나 응급 상황에서의 금기사항은 없음
호주 ADEC 임부 분류	A

Nitroglycerin (니트로링구알스프레이)

약효 분류	협심증 치료제
치과 적응증	관상동맥질환으로 인한 협심증 발작 시 응급치료 및 협심증 발작 예방
치과 용법용량	**스프레이**(*흡입하지 말 것) 1. 협심증 발작 시 이 약을 1회 또는 2회 혀밑 혹은 혀 위에 분사 (벨브를 한번 누르면 니트로글리세린 0.4mg이 분무) 2. 증세 시작 후 15분 이내에 3회 이상 사용하지 말 것 3. 협심증 유발이 예상되는 경우 치료 10–15분 전에 투여하면 협심증 예방 가능 **설하정** 1. 1회 0.3mg 또는 0.6mg을 설하 또는 구강내에 녹여 복용 2. 5분마다 반복 투여 가능. 3회 복용 후에도 통증 지속 시 의사에게 고지 3. 협심증 유발이 예상되는 경우 치료 5–10분 전 투여로 협심증 예방 가능
신질환 시 주의사항	정보 없음
간질환 시 주의사항	정보 없음
부작용	두통, 빈혈, 혈압강하, 어지러움, 열감, 얼굴 달아오름, 가슴 두근거림, 구역, 구토 등
금기	• 질산염제제에 과민증 및 그 병력이 있는 환자 • 중증의 저혈압, 난치의 혈액량 감소증, 중증의 빈혈 환자 • 두부 외상 또는 뇌출혈 환자 • 녹내장 또는 폐쇄우각형 녹내장의 소인이 있는 환자 • 제한성 심근증, 협착성 심막염, 심막압전 환자 • 급성 순환기장애(쇼크, 순환기 쇼크)
병용 금기	Avanafil, Mirodenafil, Dihydroergotamine, Ergotamine + caffeine, Sriociguat, Sildenafil, Tadalafil, Udenafil, Vardenafil
호주 ADEC 임부 분류	정보 없음

Salbutamol (벤토린에보할러)
/ 경기기간 중 및 경기기간 외 금지약물 – 흡입제 사용 시 허용용량 내 가능

약효 분류	교감신경성 기관지 확장제(속효성)
치과 적응증	급성 천식 호흡곤란
치과 용법용량	• 약 30초–1분 간격으로 2번씩 3회 분무(1일 최대 8번까지 흡입) • 1회 분무 시 100μg
신질환 시 주의사항	정보 없음
간질환 시 주의사항	정보 없음
부작용	두통, 떨림, 맥박증가, 가슴 두근거림, 구강인후 자극감, 신경과민, 졸림, 식욕부진, 구토, 근육통
금기	• 이 약의 성분에 과민증의 병력이 있는 환자 • 교감신경흥분성 아민류에 과민증의 병력이 있는 환자 • 비후성 심근병증 환자 • 이 약은 단순 조숙산통 또는 절박유산을 막기 위해 사용해서는 안 된다.
호주 ADEC 임부 분류	A

Index